Sebastian Stranz

Roh macht froh

Ganzheitliche Gesundheit und der Stufenweg der Ernährung

Alle Angaben in diesem Buch wurden nach bestem Wissen erstellt. Die Angaben erfolgen ohne Verpflichtung oder Garantie des Autors. Die gegebenen Hinweise und Empfehlungen zur Selbsthilfe können den Arzt oder Heilpraktiker nicht ersetzen. Es empfiehlt sich deshalb immer, eine zusätzliche medizinische Diagnose vom Arzt, Heilpraktiker oder Ernährungsberater einzuholen und sich von diesem therapeutisch begleiten zu lassen. Die Verantwortung für eine Selbstbehandlung übernimmt jeder selbst.

Mauer Verlag
Wilfried Kriese
72108 Rottenburg a/N
Buchgestaltung: Wilfried Kriese
Titelbild: Creativ Collection
2007
ISBN 3-938606-92-4

www.mauerverlag.de

Inhalt

Gewidmet: Are Waerland

1. Einleitung

- Dass sich etwas ändern muss, wissen unsere Minister angesichts BSE und MKS, angesichts fortschreitender Bodenerosion und Gewässerverschmutzung, angesichts explodierender Gesundheits- und Pflegekosten.

- Dass sich etwas ändern muss, weiß jeder Tierfreund angesichts des Elends der Tiere in der Massentierhaltung der „Agrarindustrie" und in den Tierversuchslaboren der Pharmafirmen.

- Dass sich etwas ändern muss, weiß jeder Menschenfreund, der wieder einmal einen Brief öffnet mit der dringenden Bitte, für hungernde Kinder in Afrika zu spenden.

- Dass sich etwas ändern muss, weiß jeder Naturliebhaber, der aufs Land zieht, um die Nähe zur Natur zu suchen und öde Monokulturen, übel ausgebeutete und misshandelte Tiere sowie gesundheitsschädlichen Gülle-Gestank vorfindet.

- Dass sich etwas ändern muss, weiß jeder Angehörige, der seine pflegebedürftig gewordene Mutter oder Oma das erste Mal im Pflegeheim besucht und miterleben muss, wie die Pflege unter dem Druck des grassierenden Siechtums zur Massenabfertigung wird.

- Dass sich etwas ändern muss, weiß jeder Patient, der nach der soundsovielten Magenoperation oder dem soundsovielten Herzinfarkt ein Krankenhaus verlässt.

- Dass sich etwas ändern muss, weiß jeder Erziehende, dem die zunehmende Unruhe und Konzentrationsschwäche der Heranwachsenden zu schaffen macht.

- Dass sich etwas ändern muss, weiß jeder Reisende, der an einem Bahnhof an einem Süchtigen vorübergeht, der sich gerade einen Schuss setzt.

- Dass sich etwas ändern muss, weiß jeder Zeitungsleser, der die neuesten Kriegsnachrichten liest.

Dass sich etwas ändern muss, weiß jeder...

... doch die wenigsten ändern etwas

- aus Bequemlichkeit und Unwissenheit ...

- oder, wenn man sich interessiert informiert, aus der Annahme heraus als Einzelner ja doch machtlos zu sein ...

- oder, wenn man seine Möglichkeiten erkannt hat, aus dem Gefühl heraus, die Änderungen seien zu schwer, man könne sie nicht bewältigen ...

Dieses Buch möchte die gesunde Ernährung als den entscheidenden Lösungsansatz anbieten.
Ist gesunde Ernährung ein Wundermittel? - Ja, sie ist es!

Natürlich kann sie alleine nicht die Lösung für alle Probleme darstellen und flugs das Heil über den Erdball bringen. Jedoch soll aufgezeigt werden, wie sehr die Ernährung eine Schlüsselrolle in der menschlichen Weiterentwicklung einnimmt. Die Beschäftigung mit der Ernährung schärft unser Bewusstsein für unsere ganzen Lebensgewohnheiten und für die wahren Zusammenhänge, z.B. zwischen Lebensgewohnheiten und Tierausbeutung, zwischen Tierausbeutung und Ungerechtigkeit unter den Menschen usw.. Eine Ernährungsreform bringt auch immer eine Lebensreform mit sich. Wenn auch die Ernährungsreform alleine nicht die Lösung für alle Probleme sein kann, so führt sie doch zur Lösung, weil sie unsere entscheidenden Blockaden behebt und unsere Weiterentwicklung anregt. Es scheint, als sei unsere Gesellschaft an einem Punkt angelangt, wo die weitere Evolution nur noch möglich ist, wenn wir uns intensiv mit unseren Ernährungsgewohnheiten auseinandersetzen. Die gesamtgesellschaftliche Entwicklung ist in ihrer derzeitigen Lage blockiert, wenn sie in diesem Bereich nichts ändern will. Wenn man aber die eingangs angesprochenen Probleme analysiert, die sich hinter unserer Entwicklungsblockade auftürmen, so stellt man fest, sie ALLE haben direkt oder indirekt mit der Ernährung zu tun.

Die Ernährung ist der Schlüssel. Das Ideale ist vermutlich die Pflanzliche Rohkost, wie sie von immer mehr Ernährungspionieren vertreten wird (Franz Konz, Helmut Wandmaker, David Wolfe...). Nun hört sich aber *Pflanzliche Rohkost* sehr radikal an. Was? - Nur pflanzlich? - Nur roh? „Das ist nichts für mich!" wird die erste Reaktion der meisten Menschen sein. Es war auch meine erste Reaktion.

Der Kampf zwischen „Das ist die Lösung!" und „Das ist nichts für mich!" dauert bereits viele Jahre und dauert immer noch an. Ich selbst bin immer noch kein hundertprozentiger Rohköstler und vielleicht werde ich auch nie einer sein. Dennoch war dieser Kampf nicht umsonst, denn ich habe bereits viele gute Schritte getan: Ich wurde zum konsequenten Vegetarier; ich lernte, alle zuckerhaltigen Süßwaren in meiner Ernährung zu überwinden und es gelang mir, den Anteil an Pflanzlicher Rohkost in meiner Ernährung so weit zu erhöhen, dass ich von ihr bereits immens zu profitieren vermag. Ich bin noch lange nicht perfekt. Das ist aber auch gar nicht mein Anspruch, da er mich nur blockieren würde - sondern mein Ziel, das mich beflügelt. Dafür fühle ich mich mit mir selber und mit meinen Bedürfnissen im Einklang. Hier liegt genau das Anliegen dieses Buches (denn Ernährungsbücher an sich gibt es ja bereits genug): **Jeder braucht seinen individuellen Zugang zum Ernährungsweg.** Der Fanatismus macht bloß die Einen zu unausstehlichen Besserwissern, während er die Anderen blockiert.

Der Umstellungsweg in der Ernährung, wie er hier vertreten wird, bedeutet nicht Entbehrung und Askese oder gar Gewissenskämpfe durch eine plötzliche Umstellung, sondern Freude an der Weiterentwicklung, einen Zugewinn an Energie und wahrer Lebensqualität durch einen lebenslangen Prozess. Diesen schrittweisen Umstellungsweg aufzuzeigen ist ein besonderes Anliegen dieses Buches. Dieser Aspekt kommt meines Erachtens in den vielen bereits vorhandenen Ernährungsbüchern zu kurz. Das heißt, oft wird er sogar ganz unterschlagen und es wird eine plötzliche Hau-Ruck-Umstellung nach einer reinigenden Fastenkur erwartet. Wenn man die nicht leiste, dann fehle eben noch die rechte Einsicht. Dadurch sind die inneren Konflikte vorprogrammiert. Denn eine solche Herangehensweise geht gegen die Impulse unseres Körpers, die wir doch gerade wieder lernen wollen zu registrieren und zu beachten. Sie ist weder erforderlich noch überhaupt empfehlenswert.
Hier sollen die Brücken gebaut werden, die es einem Jeden leicht machen, das neue Ufer der wunderbaren Welt der Pflanzlichen Rohkost zu erreichen und von ihr in der Weise zu profitieren, wie es für Einen selbst stimmt.

2. Ein Traum

Es kommt wohl für jeden einmal der Moment in seinem Leben, wo man den Träumen seiner Kindheit nachspürt. So ging es mir mit „Hänschen Apfelkern“.

Es war nur ein ganz kurzer Zeichentrickfilm, den ich einmal mit etwa sieben Jahren im Kino als Vorfilm für einen Walt-Disney-Zeichentrickfilm gesehen hatte - aber ich habe ihn bis heute nicht vergessen. Jedes Mal, wenn ich danach wieder ins Kino ging, hoffte ich auf den Vorfilm, auf „Hänschen Apfelkern“. Aber jedes Mal war es irgendein anderer Film und ich war tief enttäuscht. Später dann fand ich mich damit ab, dass ich „Hänschen Apfelkern“ wohl nicht mehr sehen würde, und seit Jahren gibt es schon gar keine Vorfilme im Kino mehr, sondern nur noch Werbung und so genannte Trailer.
Aber „Hänschen Apfelkern“ hat Etwas in meiner Seele angerührt und etwas Bleibendes in meinem Herzen hinterlassen, als hätte er einen Apfelkern in mich eingepflanzt. Viel blieb in meiner Erinnerung nicht hängen, aber das Bild, das hängen blieb, war so stark und hatte eine solche Ausstrahlung, dass es mich heute noch beflügelt:

Da war ein Mensch, der glücklich war, ja, ein richtig glücklicher Mensch. Der zog in die Welt hinaus und sang dabei, und überall, wo er hinkam, pflanzte er Apfelkerne in die Erde. Und wie er nach vielen Jahren wieder auf dem Weg nach Hause war, ging er durch Alleen mit hohen grünen Bäumen voller rot leuchtender Früchte, hinter sich eine strahlende Welt mit herrlichen Gärten voller Apfelbäume.

Dieses Bild sagte mir, dass das Leben einfach war, dass es einfach war, glücklich zu sein und Andere glücklich zu machen. Später, als ich „groß“ war und mich in einer Welt voller Kämpfe und Sorgen und Zweifel wiederfand, habe ich mich heimlich oft an meinen alten Kindheitstraum erinnert und mit Wehmut daran gedacht, dass dieser naive „Hänschen Apfelkern“ mir jetzt in meinen Problemen bestimmt nicht weiterhelfen könnte. Und doch gab mir dieser Traum immer wieder Trost und Mut, denn im Innersten war ich mir hundertprozentig sicher, dass mein Weg irgendwann einmal wieder so klar und fest, so stark und strahlend werden würde wie der von „Hänschen Apfelkern“.

Seitdem ich mich mit dem Thema Ernährung beschäftige, berührt mich diese kleine Geschichte natürlich doppelt. Mit meinen ganzen Nachforschungen, nach dem Studium unzähliger Bücher von gelehrten und erfahrenen Pionieren auf diesem Gebiet, nach Jahren eigener Versuche und Irrwege, komme ich nur wieder zu dem Schluss, dass „Hänschen Apfelkern“ doch recht gehabt hat. Und nun ist es mir gelungen, diese Geschichte wieder auszugraben. Ich habe sie nach mehr als dreißig Jahren wiederentdeckt!
Hier ist sie:

Hänschen Apfelkern
- Nach einer amerikanischen Einwandererlegende

Es war einmal ein kleiner Junge, der hieß Hänschen. Am liebsten aß er Äpfel und freute sich immer über die schönen braunen Kernlein, die ganz innen wie in fünf Sternenstübchen schlummerten. Eines Tages erzählte ihm die Mutter, wie ein Apfelbaum wachsen könne aus jedem Kern, wenn man ihn nur in die gute Erde lege, wenn die Sonne ihn bescheine, der Regen ihn benetze und Gottes Segen darauf ruhe. Da begann Hänschen die Kernlein zu sammeln, und ein jeder nannte ihn nun Hänschen Apfelkern. Als er schon eine Menge beisammen hatte, sprach er zur Mutter: „Ach

bitte, nähe mir doch ein Säckchen, damit ich meine Kerne aufbewahren kann". Die Mutter nahm ein kleines Stückchen Stoff, nähte ein Säckchen und Hänschen tat die Apfelkerne hinein.
Als es voll war, ging er zur Mutter und bat: „Ach Mutter, nähe mir doch ein größeres Säckchen für meine Apfelkerne!" Sie nahm ein größeres Stück Stoff und nähte es, und als dieses Säcklein voll war, ging Hänschen Apfelkern wieder zu ihr und sprach: „Ach bitte, mache mir doch noch ein größeres Säckchen". Als nun auch dieses genäht und voll mit Apfelkernen war, bat er die Mutter noch einmal und sie nahm ein ganz großes Stück Stoff und nähte einen großen Sack daraus. Als dieser eines Tages voll war, da war aus Hänschen schon ein Hans geworden, ein junger Bursche, der sprach zu seiner Mutter: „Nun will ich durch das weite Land wandern und Apfelkerne pflanzen, dass alle Kinder sich an den guten Äpfeln freuen können". Also machte er sich bereit, Schuhe hatte er keine, aber das Barfußlaufen machte ihm nichts, das war er gewöhnt, und seine Fußsohlen waren schon ganz fest. Auf den Kopf setzte er einen Kochtopf, nahm einen Wanderstab in die Hand, den Sack über die Schulter. Auch ein heiliges Buch nahm er, mit Sprüchen und Geschichten, um Gottes Segen zu erbitten. So sagte er seiner Mutter Lebewohl, machte sich auf den Weg und sang ein frohes Lied dabei:

Der liebe Gott ist gut,
ihm dank ich immerzu;
er schickt mir alles, was ich brauch:
den Regen und den Sonnenschein
und Apfelkernlein auch.

Melodie und Text volkstümlich

Wo Hans Apfelkern nun wanderte, pflanzte er die Apfelkernlein. Manchmal übernachtete er oder blieb eine Weile bei Bauersleuten und half ihnen bei der Arbeit. Wenn er dann Abschied nahm, streute er seine Kernlein rund um das Haus. Die sollten eines Tages einen schönen Obstgarten haben! Weiter und weiter wanderte er, immer der Sonne nach, bis er eines Tages nicht weiter konnte. Er war nämlich bis ans Meer gekommen. Da war auch sein Sack leer. Bis zum nächsten Frühjahr blieb er noch bei guten Leuten, und wie er sich dann auf den Heimweg machte, war schon das erste Pflänzchen gewachsen, nicht größer als ein kleiner Finger. Die nächsten waren schon wie der Ringfinger, andere wie der Mittelfinger und der Zeigefinger und manche dick wie ein Däumchen. Im Weiterwandern fand er immer größere Bäumchen, erst wie seine Hand so groß, dann so lang wie die Strecke von seinen Fingerspitzen bis zum Ellbogen, schließlich lang wie sein Arm. Und immer größer wurden sie, bis er endlich nach Hause kam; dort waren die Apfelbäume bereits so hoch wie er selbst. Die Mutter hörte ihn schon von weitem singen:

Der liebe Gott ist gut,
ihm dank ich immerzu;
er schickt mir alles, was ich brauch:
den Regen und den Sonnenschein
und Apfelkernlein auch.

Sie eilte ihm entgegen und reichte ihm einen Apfel, der an seinen Bäumen gereift war. [1]

3. Die Idee von der ganzheitlichen modernen Lebenskultur

Wie kommt es, dass die dreiteilige Fernsehserie „Dinotopia" zu einem solchen Straßenfeger wurde, mit rund 7 Millionen Zuschauern in Deutschland?
Es ist die Geschichte zweier junger Männer, die auf einer Insel stranden, wo Menschen und Dinosaurier in einer friedlichen Koexistenz unter besonderen Lebensregeln zusammenleben. Drückt sich darin nicht eine Sehnsucht aus nach einer verbindlichen Kultur? Die beiden Brüder David und Karl spiegeln hierbei die Spaltung der Gesellschaft wider: Der eine Teil sieht in einer solchen verbindlichen, das persönliche Leben umgestaltenden Kultur eine Chance, der andere eine Einengung seiner Freiheit. Hierbei erfährt man schnell, dass es keinen Zweck hat, zwischen den Beiden zu werten den Einen als gut, den Anderen als böse hinzustellen: Der strebsame Schüler David lässt kaum eine Gelegenheit aus, seinen Bruder vor anderen schlecht zu machen, während der rebellische Karl ihm in einer gefährlichen Situation das Leben rettet.

Die „Elf dinotopischen Lehrsätze" zeigen, dass es in dieser Kultur um die Formung des Charakters geht, um die Geisteshaltung und die ganzheitliche Höherentwicklung:

1. Ein Wassertropfen hebt den Ozean an.
2. Es überleben alle, oder keiner.
3. Waffen sind Feinde, selbst für ihre Besitzer.
4. Gib mehr, nimm weniger.
5. Andere zuerst, du selbst zuletzt.
6. Beobachte, höre zu und lerne.
7. Mache niemals zwei Dinge gleichzeitig.
8. Singe jeden Tag.
9. Trainiere deine Phantasie.
10. Iss um zu leben, lebe nicht um zu essen.
11. Finde das Licht!

Es geht um die täglichen Gewohnheiten, um die Arbeit an sich selbst, egal ob jemand als Saurierpilot oder in der Fußabdruck-Bibliothek arbeitet. Es geht also um die ganzheitliche Höherentwicklung des Menschen, und jedes Handwerk, jede Kunst kann zu einem Ausdruck dieser Höherentwicklung werden. Das Wesentliche aber ist diese Arbeit an sich selbst, die den ganzen Alltag durchzieht. Man sieht in dem Film, wie bereits die Kinder voller Stolz diese Lehrsätze aufsagen und in ihr Leben mit einbeziehen.

Eine solche Idee von Kultur scheint etwas in unserer Seele zu berühren, obwohl sich die Meisten in unserer Gesellschaft, ähnlich dem Karl, vehement gegen sie wehren würden. Man empfindet das als Einschränkung der Freiheit. Unsere Idee von Kultur ist eine andere: Die Kunstwerke, die Ausdruck sein sollten einer lebensdurchwirkenden Geisteshaltung, sind zu einer Sonntagsbeschäftigung geworden. Man versteht Kultur als netten Zeitvertreib, als ein Konsumgut. Man liest Bücher, geht in Ausstellungen und Konzerte und versteht es, über Boccaccio und Dante, über Haydn und Beethoven, über da Vinci und van Gogh gepflegt zu parlieren und bildet sich ein, darin bestünde das, was man *Kultur* nennt.

Was sagt denn ein ganz gewöhnliches Lexikon über den Begriff *Kultur*?: „Pflege und Veredelung der leiblich-seelisch-geistigen Anlagen des Menschen“. [2]
Es geht also bei Kultur eigentlich nicht bloß um Unterhaltung und intellektuelle Anregung, sondern um die ganzheitliche Höherentwicklung, um eine charakterlich-spirituelle Ausbildung, wobei ebenso die leibliche Gesundheit mit einbezogen wird.

„...Wie steht es mit unserem Anliegen der öffentlichen Gesundheit, der Lebensreform? Nicht einmal die Klärung der Begriffe hat sich durchgesetzt. Unter Aufbau der Gesundheit wird immer noch Krankheitsbekämpfung verstanden, die Explosion der Kosten im

Gesundheitswesen ist gefährlich geworden. Unter Kultur werden immer noch Museumsgut und Veranstaltungen verstanden, statt innere Klärung und Hebung…“
Ralph Bircher [3]

Die kulturelle Stufe eines Menschen bemisst sich nicht einfach daran, ob er mehrere Fremdsprachen beherrscht und die Wesenszüge der verschiedenen Musikepochen erläutern kann. Ebenso spielt eine Rolle, ob er ehrlich, höflich und hilfsbereit ist und ebenso, ob er infolge von Bewegung und richtiger Ernährung einen wohlgeformten Körper, eine reine Haut und einen angenehmen Wohlgeruch besitzt. Wir sprechen heute etwas abwertend vom aufkommenden „Körperkult“. Doch sollten wir uns bewusst machen, dass auch das Körperliche ein wichtiger Bestandteil einer ganzheitlichen Kulturauffassung ist und nicht nur etwas mit Eitelkeit zu tun hat. Denn der Zustand des Körpers ist ein Ausdruck der Seele.

„Eine neue Renaissance? (...)
Die Menschen der großen Kultur-Epochen schufen ihre Kultur dadurch, daß sie selbst diese verkörperten. Denn jede Kultur ist der Ausdruck des innersten Wesens ihrer Träger. Eine kranke, der Natur entfremdete, entwurzelte Menschheit kann niemals eine hohe Kultur verkörpern. Sie muß im innersten Wesen jedes Einzelnen entstehen und in seinem Leben verwirklicht werden. Eine einseitig intellektuelle Technik und Zivilisation, die den Kontakt mit der Natur und mit den großen geistigen Lebensgesetzen verloren hat, führt die Menschheit immer weiter auf unheilvolle Abwege.
(...)
Man könnte sagen, daß der Mensch der Renaissance in seinem Leben das Motto verkörperte, das wir Waerlandisten uns als Leitmotiv erwählt haben: ‚Für die Größe und Schönheit des Lebens!‘ Als der Mensch die Schönheit der Natur und des Erdenlebens entdeckte, fühlte er die Verantwortung, auch alle diese ihm so reichlich gebo-

tenen Gaben und Möglichkeiten auszunützen, zu entwickeln und zu vervollkommnen.

(...)

Auch die alten Griechen hatten diese befruchtende Synthese zwischen einem gesunden Körper und einer gesunden Seele gefunden und auf allen Gebieten des Lebens verwirklicht, sowohl in ihrem Staatswesen als auch im Dasein des einzelnen Bürgers. Die weisen Gesetze, die die Entwicklung und das Wohlergehen der Menschheit lenken, wurden anerkannt und befolgt. Das Ziel des Lebens war nicht materieller Gewinn, sondern das Gestalten des vollkommenen Menschen. Wo dieses Ziel verfolgt wird, öffnen sich alle Wege zur individuellen, staatlichen und als ihre Synthese kulturellen Entfaltung aller im menschlichen Wesen schlummernden Eigenschaften. Man strebte nicht nach Ruhm um des Ruhmes willen und nicht nach Reichtum des Geldes willen, sondern hielt die grundlegenden, einfachen Eigenschaften wahren Menschentums in Ehren. Tugend, Gerechtigkeit, Tapferkeit, Selbstbeherrschung, Großmut und Ausdauer, Willensstärke und Weisheit waren die höchsten Werte. Und weil die Menschen danach strebten, diese Eigenschaften in ihr Leben einzubauen, schufen sie eine wahre, hohe Kultur.

(...)

Der Sport des antiken Griechenland strebte danach, den jungen Menschen allseitig zu entwickeln, sowohl physisch wie geistig. Dieses Streben ist treffend in dem lateinischen_Spruch ausgedrückt: ‚mens sana in corpore sano ein gesunder Geist in einem gesunden Körper'. Die hohe Kultur, die durch zielbewusstes Streben im alten Hellas entstand, leuchtet aus dieser sagenumwobenen Epoche bis in unsere Zeit hinein, als Verpflichtung und Mahnung".

Ebba Waerland [4]

Woher kommt es, dass neuerdings in vielen aktuellen Publikationen versucht wird, so etwas wie einen Kanon der Bildung bzw. der

Literatur aufzustellen, eine verbindliche Liste, deren Abarbeitung uns die Gewissheit verschaffen soll „Ich bin gebildet, ich habe Kultur“? Liegt dem nicht eine Unsicherheit zugrunde, die daher rührt, dass unsere Kultur ihre Mitte verloren hat, die Idee der ganzheitlichen Höherentwicklung? Schon in der Schule wird unter Bildung nichts anderes mehr verstanden als die Ansammlung abfragbarer Daten. Hat nicht die PISA-Studie gezeigt, dass diese äußere Bildung ohne die Grundidee einer ganzheitlichen Lebenskultur zu einem Niedergang führt? Dass die Vermittlung kultureller Werte im dinotopischen und griechischen Sinne die Grundlage bildet? Hierauf können dann die Künste und die Bildung ganz natürlich zu ihrer höchsten Blüte heranreifen, während sich eine Kultur ohne die Kernidee der Höherentwicklung mehr und mehr in der Auflösung befindet. Die aufkommenden Bildungs- und Literaturkanons versuchen, dieser Auflösung entgegenzusteuern und das festzuhalten, was sie unter Kultur verstehen. Damit legen sie aber keine wirkliche Grundlage für die notwendige Kulturerneuerung.

Dabei gab es noch vor nicht allzu langer Zeit auch in unserer Gesellschaft die Überreste einer dinotopischen Kulturidee: die Zehn Gebote und die Bergpredigt, die Ausrichtung auf Jesus Christus als Pionier einer ganzheitlichen Höherentwicklung. Heute scheint die Beschäftigung mit den Wurzeln unserer Kultur, dem Christentum, eher einem historischen und nostalgischen Interesse zu entspringen. Heranwachsende gehen zur Kommunion oder zur Konfirmation, weil es dann Geld von Onkel und Tante gibt.

Hier soll es nicht als Fehler hingestellt werden, dass der „Karl“ in unserer Gesellschaft in seinem Freiheitsdrang die verkrusteten Formen kirchlicher Gläubigkeit aufgesprengt hat. Schließlich haben die Kirchen ja gerade deshalb an Einfluss verloren, weil auch ihnen die Idee der ganzheitlichen Höherentwicklung abhanden gekommen ist. Sie sind von mystischen Erleuchtungsschulen zu

äußerlichen Erbauungstempeln für das Wochenende geworden - ähnlich unserer modernen Beschäftigung mit dem, was wir unter Kultur verstehen. Jedoch ist es folgerichtig, dass der „David" in unserer Gesellschaft nach dieser Gläubigkeit, die eine wahre Lebenskultur mit einschließt, weiterhin sucht. Es entstehen kleinere Religionsgemeinschaften, die der „Karl" in unserer Gesellschaft aufgrund der Verbindlichkeit ihrer Lehrsätze als einengende „Sekten" auffasst.
Jochen Schmidt hat in seinem Buch *Goethes Faust*[5] treffend diesen Gegensatz der kirchlichen und der faustischen Haltung aufgezeigt. Ihren Vorabdruck überschreibt die Zeitung *Die Welt* mit: „Der autonome Mensch der Moderne".

„Faust hat sich aus allen Abhängigkeiten gelöst und versucht seine Erkenntnismöglichkeiten und seine Gestaltungskraft, auch seine Genußfähigkeit, frei zu entfalten. Diese Autonomie kennzeichnet für Goethe den neuzeitlichen Menschen, der sich - wie er einmal wörtlich sagt - auf seine ‚eigenen Kräfte' verläßt. Mephisto stellt Faust am Kaiserhof mit der Formel vor (V.4896): ‚Begabten Manns Natur und Geisteskraft'. So tritt Faust als das mündige, autonome Individuum der Renaissance auflösend und umgestaltend in eine noch von der mittelalterlichen Ordnung bestimmte Welt ein. Der Kanzler des Reiches, der zugleich Erzbischof ist, spürt das sofort: Als Mephisto die schöpferische Energie Fausts preist, dem ‚begabten Manns Natur und Geisteskraft' zu eigen sei, antwortet er als Vertreter der noch mittelalterlich geprägten Ordnung abweisend (V. 4897-4900):

Natur und Geist - so spricht man
nicht zu Christen.
Deshalb verbrennt man Atheisten,
weil solche Reden höchst
gefährlich sind.
Natur ist Sünde, Geist ist Teufel. "

Hier hat Goethe die Haltung der Kirche treffend dargestellt. Sie reißt ihn aus seiner Ganzheit von Körper, Geist und Seele heraus und sieht ihn nur als Seele, und zwar als eine schuldbeladene Seele, die einem zürnenden Gott gegenübersteht.
Die kirchliche Lehre von einem äußeren Gott, der uns durch die äußeren Heilsvermittler (Priester und Pfarrer) repräsentiert wird, macht den Menschen unmündig. Er kann immer nur auf die Gnade des äußeren Gottes hoffen und versucht ihn durch Opfergaben gnädig zu stimmen (Kirchgang, Spenden, drei Vaterunser usw.). Die Lehre von dem inneren Gott macht den Menschen mündig. Sie führt zur Entfaltung der innewohnenden Natur und Geisteskräfte durch natürliche und geistige Gesetzmäßigkeiten. Hierfür brauchen wir keinen Pakt mit Mephisto, im Gegenteil, hierin liegt der eigentliche Sinn der christlichen Nachfolge und der Schlüssel für den Aufbau einer Kultur der wahren Höherentwicklung. Statt in der körperlichen Natur die Sünde und im Geist den Teufel zu sehen, sieht der faustische Mensch in Beidem das Göttliche. So sind also die Naturgesetze, die sich z.B. auch auf die Ernährung beziehen, ein Aspekt der göttlichen Gesetze, und so vermag der faustische Mensch sich eine strahlende Gesundheit aufzubauen, die wiederum seiner geistigen Entwicklung zugute kommt.

Nur weil seine ganzheitliche Entwicklung die Entwicklung des Normalmenschen übersteigt, wird er schnell mit dem Teufel im Bunde gesehen. Aber ist es nicht der Sinn der christlichen Lehre, dass wir uns ganzheitlich höherentwickeln?
In allen kulturellen Bereichen unseres Lebens - sei es die Kunst, die Bildung, die Religion oder die Gesundheit - zeigt sich das gleiche Prinzip: Ohne die Grundidee der Höherentwicklung, hinauf zum vollkommenen Menschen, strebt alles dem Niedergang zu. Die Idee der Höherentwicklung bindet uns an feste Regeln, an Gebote, letztlich an göttliche Gesetze. Der moderne Mensch wirft die Gesetze von sich, denn sie widerstreben seinem Freiheitsdrang. Dabei

sind es gerade die Gesetze, die uns erst mündig machen.
Die Bildende Kunst wie auch die Musik haben ihre Aufbau- und Harmoniegesetze. Die moderne Kunst, die diese Gesetze hinter sich lassen will, weil sie das als „Befreiung" proklamiert, ist im Niedergang begriffen. Unsere besondere Bewunderung gilt nicht umsonst zumeist den Meisterwerken früherer Epochen.

Die Grundlage der Erziehung und der Bildung sind ethische und charakterbildende Prinzipien, wie sie in den Zehn Geboten niedergelegt sind. Demnach haben die Erzieher an erster Stelle eine Vorbildfunktion. Sie sollen nicht nur bloß Wissensvermittler, sondern authentische, integre Persönlichkeiten sein. In den Zehn Geboten sind uns die wichtigsten göttlichen Gesetze gegeben, die uns das ganze Leben lang eine Richtschnur sein können und grundlegend für eine harmonische individuelle wie auch gesellschaftliche Höherentwicklung sind. In dem Film „Dinotopia" wurde anhand der elf dinotopischen Lehrsätze wunderbar verdeutlicht, was diese Idee von Bildung beinhaltet: Die Lehrer haben ebenso wie die Schüler und alle anderen Bürger an sich selbst zu arbeiten und sich an diesen Lehrsätzen messen zu lassen. In einer solchen Atmosphäre aufzuwachsen und zu leben, verdient wahrlich das Prädikat *Kultur*.

Die darin enthaltene Verbindlichkeit wird aber von der modernen Gesellschaft als Einengung empfunden. Die Schulen verstehen sich nur noch als Anstalten zur Informationsvermittlung. Informationen sollen, wie mit einem großen Trichter, in die Köpfe der Schüler hineingefüllt werden. Hierbei sind die Lehrkräfte nur zum Teil verantwortlich zu machen, weil die Lehrpläne vielfach zu nichts Anderem mehr Raum lassen. Die Alarmsignale, dass eine solche Auffassung von Erziehung in die Irre führt, sind die Ergebnisse der PISA-Studie und die Amokläufe von Littleton und Erfurt. Wenn dann aber kleinere Religionsgemeinschaften ihre Schüler im

Sinne ethischer Grundsätze erziehen wollen, mokiert sich unsere Gesellschaft sofort lautstark über die angebliche „Indoktrination" - offenbar widerspricht unser Freiheitsdrang bereits jeglicher Vernunft.

Am längsten schien es im Bereich der Wirtschaft so zu sein, dass ethische Grundsätze für den Erfolg durchaus entbehrlich wären. Doch auch hier sind wir an einem Punkt angelangt, wo die Lage kippt, wo sich bereits in Ansätzen zeigt, dass die Abzockermentalität an Stelle der Haltung des Werte-Schaffens und des Dienens durchaus zu einem allgemeinen Niedergang führen kann.

Und im Bereich der Gesundheit? Explodierende Krankenbehandlungs- und Pflegekosten lassen die Katastrophe offensichtlich werden. Herzinfarkt und Diabetes, Multiple Sklerose und Morbus Parkinson, Rheuma und Krebs sind auf dem Vormarsch. Dabei sind immer jüngere Menschen von diesen Krankheiten betroffen, die zum großen Teil vor noch nicht allzu langer Zeit als Alterserscheinungen galten. Dass auch im Bereich der Gesundheit der Erfolg von Gesetzmäßigkeiten abhängt, die wir zu befolgen haben, ist in Ansätzen durchaus bekannt. Jedoch auch hier werden die Forderungen wie: „Nicht rauchen!" – „Mehr Bewegung!" vielfach nicht als Chancen aufgefasst, sondern als Einengung der Freiheit. An den Bereich der Ernährung wagt man sich deshalb oft schon gar nicht heran, weil man (zu Recht) vermutet, dass hier noch mehr Regeln und Gesetzmäßigkeiten auf einen zukommen. Und das, obwohl es sich bereits immer mehr herumspricht, dass auch die Ernährung etwas mit der Gesundheit zu tun hat!
Deshalb ist es grundlegend, auch hier an den Grundgedanken jeder Kultur zu erinnern: den Gedanken der ganzheitlichen Höherentwicklung von Körper, Geist und Seele. Nur der Gedanke der Höherentwicklung kann uns das Verständnis für den so kantigen Satz Goethes offenbaren:

„Das Gesetz nur kann uns Freiheit geben."

Ein Satz wie Dynamit! Jahrhunderte lang haben uns Päpste und Priester, Kaiser und Diktatoren, Lehrer und Eltern die Regeln und Gesetze von Außen aufgezwungen. Sie mussten befolgt werden - nicht aus eigenem Begreifen, sondern weil es die Autoritäten eben so wollten. Deshalb spielte es auch keine Rolle, ob diese Autoritäten als Vorbilder voranschritten und selbst nach diesen Gesetzen lebten. Noch heute predigen Bischöfe und Politiker vielfach Wasser, saufen aber selber Wein. Ganz folgerichtig wird heute das Abstreifen aller Regeln und Gesetze als eine Befreiung empfunden, was sich aber mehr und mehr als Irrtum herausstellt. Der Zündfunken, der die Sprengkraft des Goetheschen Postulats entfesselt, ist die Einsicht, dass es auch **selbstauferlegte** Regeln geben kann - Gesetze, die der Mensch für sich **freiwillig** annimmt, weil er durch eigene Beobachtungen, Erlebnisse und Schlüsse deren Sinn und Wahrheitsgehalt erkannt hat.

Diese Lebensregeln - wie z.B. die Zehn Gebote - wirken vielleicht zuerst einengend, befreien uns aber in Wahrheit aus dem Gefängnis unseres Egos, das wir uns durch Hass und Neid, durch Begierden und Ängste immer aufs Neue selbst schmieden.
Eine weitere wichtige Gesetzmäßigkeit, die auch in der Bibel steht: „ …was der Mensch sät, das wird er ernten" (Gal. 6,7). Das vehemente Ablehnen des Karma-Gesetzes durch die Kirche als „östlich" und das ausschließliche Bauen auf die Gnade Gottes hat sicherlich wesentlich zu dem kulturellen Niedergang in der westlichen Welt beigetragen. Aus dem Ohnmachtsgefühl „Es ist ja eh egal, wie ich handle…" hat sich der verbreitete Wohlstands-Opportunismus herausentwickelt: „… also zählt nur, was mir Spaß und Genuss bringt". Mit dem Bibelvers Gal. 6,7 aber ist das Karma-Gesetz, das Gesetz von Ursache und Wirkung, perfekt umschrieben und als urchristliches Gedankengut ausgewiesen. Wer Äpfel sät, erntet

Äpfel, keine Birnen, wer Gutes sät, erntet Gutes, wer Schlechtes sät, erntet Schlechtes. Die Geschichte von Hänschen Apfelkern ist im Grunde eine wunderbare Allegorie auf diese Gesetzmäßigkeit.

Hängen nicht auch die explodierenden Gesundheitskosten in unserer Gesellschaft aufgrund von schweren chronischen Krankheiten und grassierendem Alterssiechtum mit dieser Geisteshaltung zusammen, unser Tun hätte keine Folgen, allein auf die Gnade Gottes komme es an?! Doch nur, wer eine gesunde Lebensweise sät, kann Gesundheit ernten. Die Gnade Gottes kann uns nur beschenken, wenn wir ihr durch eigene Bemühung den Boden bereiten. Suchen wir in der Ernährung nach dem göttlichen Willen, so können wir sehr rasch erleben, dass dies keine Einengung bedeutet, sondern im Gegenteil aus allen Einengungen herausführt: aus Verstopfung, aus unentwegten Hungergefühlen, aus Schwäche und Unlust und Vielem mehr. Die scheinbare Einengung wird zum Tunnel zur Freiheit.

Wer ein Haus bauen will, braucht gewisse Gesetzmäßigkeiten, wie man eine Mauer richtig hochzieht. Man kann natürlich auf seine Freiheit pochen und die Mauersteine so setzen, wie man es eben für richtig hält. Dann werden aber die Wände nicht sehr tragfähig sein und man kann auch nicht sehr hoch bauen. Hingegen eröffnen einem die strengen Gesetze richtigen Mauerbaus letztendlich viel mehr Gestaltungsmöglichkeiten, weil die Wände tragfähiger sind und man demzufolge höher und großzügiger bauen kann.
Ebenso ist es mit dem Gebäude unserer Gesundheit. Die Gesetze der Gesundheit, die vielfach erst einmal als Einschränkung empfunden werden, eröffnen einem letztlich eine ganz neue Freiheit und viel mehr Möglichkeiten. Die vermeintliche Entbehrung wandelt sich zu einer höheren Ebene von Genuss und Lebensqualität:

„Nicht alles, was Genuss bereitet, ist auch wohltuend. Aber alles, was wohltuend ist, bereitet auch Genuss."

Pythagoras von Samos

Als Architekten unserer Gesundheit begeben wir uns auf einen spannenden Weg der Höherentwicklung. Allmählich lernen wir den Sinn dieses Satzes zu begreifen, der uns zuerst so paradox erscheint: *„Das Gesetz nur kann uns Freiheit geben"*. Er sagt nichts anderes aus als das unumstrittene und anerkannte Wort: „Wissen ist Macht". Natürlich geht es hierbei nicht um die Macht über Andere, sondern um die Macht über sich selbst, um die Macht, sein eigenes Leben gesund und glücklich zu gestalten. So gibt uns das Wissen um das Gesetz die Macht, uns zu befreien aus den Fesseln unserer Krankheiten und Probleme.
Hinzuzufügen wäre hier, *das* Wissen ist Macht, das wir auch am eigenen Leibe anwenden. Are Waerland, der große finnischschwedische Ernährungsreformer (1876-1955) drückte es so aus:
„Freiheit erlangen wir erst, wenn wir unsere ‚Selbstsucht' in ‚Selbstzucht' verwandelt haben." [6]

In diesem Sinne wollen wir uns nun auf das Abenteuer einlassen, die Gesetze der Gesundheit zu erkunden uns dessen bewusst, dass es nicht um Zwang und Einengung geht, sondern um die wahre Freiheit durch die Entfaltung unserer innewohnenden Kräfte.

4. Die vier Säulen der Gesundheit

Im letzten Kapitel habe ich von den „göttlichen Gesetzen" gesprochen. Da ist es, das Wort „göttlich" – „Gott". Viele moderne Werke, sogar esoterische und spirituelle, beeilen sich, sich zu entschuldigen, dass sie das Wort „Gott" verwenden. Sie bieten beflissen an, dieses Wort schnell zu ersetzen durch „Höhere Macht, wie ein jeder sie eben versteht" oder Ähnliches. Das verstehe ich nicht. Entweder man glaubt an Gott oder eben nicht. Es ist ja nicht schlimm es einzugestehen, wenn man nicht an Gott glaubt. Manche Atheisten sind sicherlich liebevollere Menschen und der inneren Wahrheit näher als manche Gläubige, die bloß Lippenbekenntnisse von sich geben. Schlimm ist es aber, wenn man um den heißen Brei herum redet und seine spirituelle Indifferenz hinter Worthülsen verbirgt.

Wenn man davon ausgeht, dass alle Not und Krankheit daher rührt, dass sich die Menschen von Gott und den göttlichen Gesetzmäßigkeiten entfernt haben, so ist es doch notwendig, wenn man über das Thema Gesundheit spricht, auf die grundlegende Voraussetzung hinzuweisen, sich wieder Gott und den göttlichen Gesetzmäßigkeiten zuzuwenden. Ist dieses Buch also nur etwas für Gläubige? Natürlich nicht. Aber es möchte darauf hinweisen, dass eine ganzheitliche Gesundheit, die Körper, Geist und Seele mit einbezieht, folglich auch etwas mit dem Seelenheil zu tun hat. Was man persönlich unter „Seelenheil" versteht, muss natürlich ein jeder für sich selbst beantworten.

Unter „Geist" verstehe ich hier sowohl die „Geisteshaltung", also die Gesinnung, als auch die intellektuellen Fähigkeiten und die kulturelle Anteilnahme eines Menschen. In der Dreieinheit von Körper, Geist und Seele kann der Geist auch den Urgrund, das wahre Selbst bezeichnen. Aber im Zusammenhang mit der anzustreben-

den Gesundheit ergibt diese Definition keinen Sinn, denn der Urgrund unseres Wesens ist immer gesund.
Im folgenden Zitat kommt das, worauf ich hinaus will, gut zum Ausdruck, wobei deutlich wird, wie eng geistige und seelische Gesundheit zusammengehören:

„Die drei Säulen, auf denen das System der natürlichen Gesundung ruht, sind die geistige, psychische und physische Gesundheit. Bitte beachten Sie, dass an erster Stelle die geistige Gesundheit steht.
Was verstehe ich darunter? Vor allem die Abwesenheit von Egoismus, das Streben nach Selbstverwirklichung in schöpferischer Arbeit zum Wohle der Gesellschaft, Geduld, Toleranz, das Streben nach Einheit mit der Natur im weitesten Sinn des Wortes, das Verständnis der Gesetze der Einheit alles Lebenden und das Prinzip einer lebendigen Ethik, einer kosmischen Liebe.
Mit anderen Worten ist ein geistig gesunder Mensch der, der in seinem Verhalten von den Prinzipien natürlicher Güte und Liebe geleitet wird, der nicht für sich allein auf Kosten anderer lebt, sondern gleichermaßen in der Sorge um seinen Nächsten. Dabei muss man sich darüber im Klaren sein, dass das Leben nach den Gesetzen der Güte nicht einer von vielen möglichen Wegen zur Entwicklung und Vervollkommnung der menschlichen Gesellschaft ist, sondern der einzige, der uns Hoffnung gibt, gemeinsam zu überleben."
Galina Schatalova [7]

Am Eingang einer konfessionellen Kirche fand ich auf einem Schild die Worte:
„Ehrfurcht gebietend ist dieser Ort. Hier ist wahrhaftig das Haus Gottes!" (nach 1. Mose 28.17).
Die Lehre von der ganzheitlichen Gesundheit baut auf ein anderes Bibelwort auf:

„Wisset ihr nicht, dass ihr Gottes Tempel seid und der Geist Gottes in euch wohnt?“ (1. Kor. 3.16).
Sollten wir nicht die Ehrfurcht, die uns in diesen einschüchternden Monumenten aus Stein befällt, den Kirchen, Schöpfungen von Menschenhand, viel lieber unserem eigenen Tempel zuwenden, unserem eigenen, wundervollen, komplexen, unerklärlichen Leib von Körper und Seele, der von Gott geschaffen wurde? Sollten wir nicht viel lieber bedacht sein, dass wir unseren eigenen Tempel, unseren Leib, nicht entweihen und schwächen durch falsche Lebensgewohnheiten? Und sollten wir nicht auch lernen, in den eigenen Tempel einzukehren, mit dem Gott im eigenen Inneren Kontakt aufzunehmen?

Bei all den Gesundheitsmaßnahmen, von denen im Folgenden berichtet wird, geht es letztlich darum, mit dem Gott im eigenen Inneren, mit der inneren Kraftquelle wieder Kontakt aufzunehmen. Es ist die innere Kraftquelle, die einen Menschen antreibt, der doch ansonsten bei gesundem Verstand zu sein scheint, bei Schneematsch und Nieselregen mal eben einen Waldlauf zu machen. Es ist die innere Kraftquelle, die den Musiker Joey Kelly antreibt, 217 Kilometer bei bis zu 52 Grad Hitze durch das Death Valley zu laufen oder 160 Kilometer durch die Berge des Himalaya oder 160 Kilometer durch die Schneehölle Alaskas [8]. Es ist die innere Kraftquelle, die den Rohkostpionier David Wolfe antreibt, sich ebenso wie die Propheten Johannes der Täufer und Mohammed sich von kaum etwas Anderem als von den Früchten der Bäume zu ernähren. Es ist die innere Kraftquelle, die einen Menschen antreibt, morgens vor Sonnenaufgang aufzustehen, um in der Stille innere Einkehr zu halten.

Wenn wir unseren Gesundheitsweg als Strafarbeit empfinden, nur um einen gesunden Körper zu haben, wird er uns mehr schaden als nützen. Nur indem wir mit der inneren Kraftquelle Kontakt aufnehmen, werden wir die Freude empfinden, die uns der Gesundheitsweg erschließen kann - und nur dann kann er uns förderlich sein. Die innere Kraftquelle ist Gott. Es ist die Motivation, Gott wieder näher zu kommen, welche zu der ganzheitlichen Gesundheit führt. Nur wenn wir Gott mit einbeziehen, ergeben die Worte von der „ganzheitlichen Gesundheit" überhaupt einen Sinn. Wenn man das Heil des Körpers vom Heil der Seele wieder abkoppelt, dann braucht man auch nicht von „Ganzheitlichkeit" zu sprechen, dann wird der Begriff nur als Modewort benutzt.

Ellen White hielt die Gesunderhaltung des eigenen Körpers für die Pflicht eines jeden Christen. In der 1976er Ausgabe der ‚Seventh Day Adventist Encyclopedia' heißt es:
„Die Adventisten vom Siebenten Tag glauben, daß sich Christen um ihre Gesundheit bemühen sollten. Nicht, weil dies eine zeremonielle oder legalistische Bedeutung hätte, sondern vielmehr aus dem praktischen Grund, daß man mit einem gesunden Körper Gott und seinem Nächsten am besten dienen kann... Gesundheit hat zur Religion insofern einen Bezug, als sie den Menschen einen klaren Geist und einen kräftigen Körper ermöglicht, mit denen sich der Wille Gottes leichter verstehen und ausführen läßt... Adventisten vom Siebenten Tag glauben, daß bei der gefallenen Menschheit alle drei Aspekte der menschlichen Natur - der körperliche, der intellektuelle und der spirituelle - beeinträchtigt sind, und daß Jesus gekommen ist, um das Verlorene wiederzubringen und den ganzen Menschen zu retten." [9]

Ganzheitlichkeit bedeutet also, dass eine Religion unvollständig ist, wenn sie nicht auch von den Naturgesetzen spricht, die den Körper zum Heil führen, genau so wie eine Gesundheitslehre unvollständig ist, die nicht auch vom Heil der Seele spricht.
In einem Dankesbrief von einem Pfarrer an Are Waerland heißt es: „Und ganz in meinem Sinn ist Ihr Satz, den ich voll bejahen

kann: innere und äußere Reinheit gehören zusammen. Seine Verbreitung kann viel Gutes stiften.“ [6]

Spätestens also auf dem Naturweg zu der gesunden Lebensweise sollten wir beginnen, nach Antworten zu forschen nach dem „Woher“ und „Wohin“ unserer eigenen Lebensbahn. Dieser ganzheitliche Aufbruch zur gesunden Lebensweise und zur Erfüllung unseres spirituellen Lebenssinns ist das, was Are Waerland „Lebenserneuerung“ nennt.
Es geht dabei um das eigene Aktivwerden, um die *aktive* Gesundheitsvorsorge und Krankheitsbekämpfung. Deshalb
ist mit den vier Säulen der Gesundheit nicht das gemeint, was uns die Gesundheitspolitiker als die Säulen des Gesundheitswesens hinstellen:

- Arzt,
- Krankenhaus,
- Pharmaindustrie
- und Krankenkassen.

Diese angeblichen Gesundheitssäulen betrachten den Menschen als „Patienten“. Ein „Patient“ ist übersetzt ein „Erdulder“. Man erduldet eine Behandlung, man lässt sie über sich ergehen und hofft, dadurch gesund zu werden. Dass diese passive Haltung in die Irre führt, zeigen uns die explodierenden Kosten im Gesundheitswesen. Die Schulmedizin unterdrückt nur kurzfristig die Symptome und schiebt die Krankheit auf oder verlagert sie. Die Naturheilkunde bemüht sich um eine ursächliche Behandlung, stößt aber auch an ihre Grenzen, wenn der Patient an seiner Lebensweise nichts ändert. Die Heilkunst vermag immer weniger zu heilen. Als Gegenmaßnahme versucht nun die Medizin ständig, die Behandlungsmethoden zu verbessern bzw. der Patient sucht sein Heil in immer anderen, neuen Behandlungsmethoden und geht auf seine Ärzte-Odyssee.

Doch die grundsätzliche Frage, die sich hier aufdrängt, ist doch, wie weit uns überhaupt ein „Gesundheitsweg“ zu führen vermag, der uns als *Patient* eine Behandlung *erdulden* lässt oder ob wir nicht als aktive Architekten unserer Gesundheit *selber handeln* sollen!
Der Patient als Erdulder sieht seinen Gesundheitsweg als Erdulden, weil er auch seine Krankengeschichte als ein Erdulden sieht, als ein Schicksal, das ihn zufällig traf, nicht aber als ein „Machsal“ (C.G. Jung), das er als Folge seiner Lebensgewohnheiten selber erschaffen hat.
Die Geduld im Leiden zu erlernen, das Annehmen und Tragen ist ein tiefer Sinn der Krankheit, der gewiss zu unserer seelischen Reifung beiträgt. Deshalb geht es hier nicht darum, sich grundsätzlich gegen die Krankheit zu sträuben, die oftmals eine seelische und körperliche Reinigung bewirken kann. Wenn jedoch die Ursache der Krankheit in unseren aktuellen Lebensgewohnheiten liegt, so kann das geduldige Annehmen immer neuer medizinischer Behandlungen unser Leiden oftmals unnötig verlängern.

Deshalb hat Are Waerland für die Heilung von Krankheiten folgende revolutionären Grundsätze aufgestellt:

1. Wir haben es nicht mit Krankheiten zu tun, sondern mit Fehlern in der Lebensführung. Schaffe diese ab, und die Krankheiten werden von selbst verschwinden.
2. Man heilt niemals eine Krankheit, sondern man heilt einen kranken Körper.
3. Man heilt einen kranken Körper nur dadurch, dass man seinen ursprünglichen Lebensführungsrhythmus wieder herstellt.

Die Schulmedizin geht davon aus, dass, wenn man die Krankheit zerstört, dann schon ein gesunder Mensch übrig bleiben wird. Oft genug bleibt aber nur ein Wrack übrig. Bei dem natürlichen Gesundheitsweg geht es aber nicht darum, die Krankheit zu zerstören, sondern die Gesundheit aufzubauen, „...dann werden die Krankheiten von selbst verschwinden.“ Sie muss von uns als Gesundheitsarchitekten aktiv geplant und ausgeführt werden, so wie man ein Gebäude plant und ausführt.

Von der Behandlung zum Selberhandeln!
Vom Patienten zum Gesundheitspraktiker!

Nur so können wir die innere Kraftquelle wieder erwecken! Die Werkzeuge für diesen Weg des Selberhandelns sind in den folgenden vier Säulen der Gesundheit dargelegt. Natürlich umfasst der Gesundheitsweg noch mehr - wie die Vermeidung von Elektrosmog, das Schlafen bei geöffnetem Fenster, der Umgang mit den Mitmenschen: Kein Bereich sollte außer acht gelassen werden. Doch diese vier Bereiche bieten uns einen guten Ansatz, unsere Lebensgewohnheiten zu überprüfen und den Kontakt mit der inneren Kraftquelle wieder aufzunehmen.

Die vier Säulen der Gesundheit:

- Ernährung
- Bewegung
- Entspannung
- Positives Denken

5. Ursache und Heilung von Krankheiten

Bei diesem Kapitel wollen wir das fest verwurzelte Dogma von den Viren und Bakterien als Verursacher der Krankheiten beiseite lassen, um in logischen Schlüssen auch einmal eine andere Sichtweise in Betracht zu ziehen.

Nach den großen Ernährungspionieren wie Bircher-Benner, Waerland, Ehret usw. geht es bei dem Weg der gesunden Lebensweise gleichermaßen um Vorsorge wie auch um Heilung, selbst von schwerwiegenden Krankheiten. Sebastian Kneipp sagt: „Was das Leben gesund erhält, kann auch die Krankheit heilen, denn jede Heilung stellt in ihrem Wesen nichts anderes als eine Gesundung dar."

Are Waerland vergleicht in seinem Buch *Der Weg zu einer neuen Menschheit* die Vorstellung, Krankheiten würden durch eindringende Mikroben verursacht mit dem mittelalterlichen nordischen Glauben an die Trolle, boshaften Waldgeistern, die den Menschen zusetzten, die zufällig ihr Missfallen erregten. Beide Weltbilder sind eng miteinander verwandt, obwohl sie doch so verschiedenartig scheinen, denn bei beiden geht man davon aus, dass die Krankheit von Außen auf den Menschen zukommt und dass es die Aufgabe des Menschen sei, die bösen Plagegeister - seien es nun Trolle oder Mikroben - schnellstmöglich wieder loszuwerden. Die eigenen Lebensgewohnheiten bleiben bei diesem Ansatz außer acht. Jedoch verändern sich die Mikroben, die sowieso immer und überall vorhanden sind, in eine bösartige oder in eine gutartige Richtung, je nachdem, welches Lebensmilieu sie vorfinden.

„Selbst wo zahllose Geschlechter der Nachkommen von Mikroben auf einem gesunden Nährboden leben, bleiben sie ungefährlich, ja sie können sogar gesundheitsfördernd wirken. Wenn jedoch eine unschädliche oder gesundheitsfördernde Mikrobe unzählige

Mikrobengeschlechter hindurch von verdorbenen Geweben oder verdorbenen Körpersäften leben muß, so kann sie entarten und zu einem äußerst gefährlichen, krankheitserzeugenden Wesen werden. Die gleichen Veränderungen können wir auch bei gesunden Zellen beobachten, wenn sie als Folge dauernder falscher Ernährung oder Gesundheitspflege vergiftet worden sind.
Dies hat besonders einer der begabtesten Krankheitsforscher seiner Zeit, der verstorbene Professor J.G. Adami, gezeigt. Er stellt die Lehre auf, daß sich alle Bakterien, je nach ihrem Nährboden oder den Verschiedenheiten ihrer Lebensverhältnisse, der Nahrung und des Gesundheitszustandes des betreffenden Menschen verändern, d.h. daß ihre Nährstoffe derart auf sie einwirken können, daß sich die giftigste, krankheitserzeugende und für den Menschen schädlichste Mikrobe in ein harmloses oder völlig unschädliches Wesen verwandeln kann und umgekehrt, wenn sie ihre Nahrung aus anderen Stoffen oder unter anderen Verhältnissen bezieht." [6]

Wie Pasteur es auf seinem Sterbebett ausdrückte womit er sein gesamtes Lebenswerk über den Haufen warf:
„Der Bazillus ist nichts, der Nährboden ist alles."
(*„Le bacille n'est pas rien, c'est le terrain qui est tout."*)
Der Nährboden aber, den die Bazillen in unserem Körper vorfinden, hängt entscheidend von unseren Lebensgewohnheiten ab. Deshalb gibt es in einer Grippewelle immer wieder Menschen, die inmitten ihrer erkrankten Mitmenschen leben, ohne sich anzustekken. Ja, die Geschichte berichtet von Pestärzten, die in der Zeit der mittelalterlichen Epidemien monate- und jahrelang mit vom Tode gezeichneten Pestkranken zu tun hatten, ohne sich anzustecken (man denke nur an das Beispiel des Nostradamus).

Mit diesen Vorüberlegungen muss die übliche Herangehensweise an die angebliche AIDS-Epidemie sehr in frage gestellt werden. Nicht nur, dass das angebliche HI-Virus niemals nach wissenschaftlichen Methoden nachgewiesen wurde (Isolierung und Züchtung in Zellkulturen/Foto unter dem Elektronenmikroskop). Die Bekämpfung des Virus mit den Mitteln der Pharmaindustrie ruft langfristig genau jene Symptome hervor, die sie zu verhindern vorgibt, weil sie das Immunsystem untergräbt!

Der HIV-Antikörpertest weist nur nach, ob sich im Körper Antikörper gegen dieses Virus gebildet haben. Aber ist das Vorhandensein von Antikörpern nicht im wahrsten Sinne des Wortes "positiv" zu werten? Denn was wollen die mit vielen Forschungsgeldern alimentierten Labors eigentlich erreichen, die nach einem HIV-Impfstoff suchen? Jawohl, sie wollen natürlich, wie jeder impfende Arzt, dass sich im Körper Antikörper bilden! Was sonst? Beweist nicht gerade das natürliche Auftreten von Antikörpern, dass die Abwehrkräfte eines Menschen noch funktionieren? Warum gibt es HIV-Positive, die Jahrzehnte unbeeinträchtigt weiterleben, während der Leidensweg der "Patienten", die die chemische Virusbekämpfung erdulden, bis zum Tode innerhalb weniger Jahre vorherbestimmt ist?

Hier zeigt allein der gesunde Menschenverstand, dass mit der ganzen Geschichte um AIDS und HIV etwas nicht stimmen kann. Muss also ein positiver HIV-Antikörpertest bereits ein Todesurteil bedeuten, wie es unverantwortlicherweise von der Schulmedizin verbreitet wird? Was fordert der gesunde Menschenverstand? Da die Abkürzung AIDS für "Acquired Immune Deficiency Syndrom" = „Erworbenes Immunschwächesyndrom“ steht, muss doch der gesunde Menschenverstand fragen:

"Wie aber erwerbe ich mir eine kerngesunde Immunstärke?"

Anstatt sich darum zu kümmern, werden immer nur die winzigen Erreger bombardiert, die an allem schuld sein sollen.

Die Antwort liegt nicht in chemischen Medikamenten, sondern in eben jenen vier Säulen der Gesundheit, sowie in der gesamten Lebensführung. Nicht ein positiver HIV-Antikörpertest sollte dem

Menschen Sorge bereiten, sondern seine Abkehr von der gesunden Lebensweise.

Ein anderes Beispiel, das zeigt, dass die gesunde Lebensweise ein ernstzunehmender Heilungsansatz ist, ist der Krebs. Denn gemäß dem Grundsatz Are Waerlands „Man heilt niemals eine Krankheit, sondern man heilt einen kranken Körper", liegt das Übel beim Krebs nicht im Tumor, sondern in der Stoffwechselsituation des gesamten Körpers. Demzufolge ergibt auch keinerlei Tumorbekämpfung einen Sinn, solange der Entartung der Tumorzellen nicht der Nährboden entzogen ist. Ändert sich aber das Stoffwechselmilieu im gesamten Körper - vor allem, was den Basenhaushalt und die Vitalstoffversorgung anbelangt - so ändert sich auch das Verhalten der Tumorzellen und der Tumor bildet sich von allein zurück.

Den Beweis dafür ist Dr. Max Gerson in den USA bereits vor über fünfzig Jahren angetreten. In seinem Buch *Eine Krebstherapie. 50 geheilte Fälle* [10] beschreibt er die Heilung von Krebskranken, die von der Schulmedizin bereits aufgegeben worden waren, allein durch die Umstellung auf pflanzliche Rohkost, mit der Unterstützung durch Nahrungsergänzungen und reinigenden Einläufen. Dass dabei der pflanzlichen Rohkost roher Kalbslebersaft hinzugefügt wurde und dass es sich bei den Einläufen gerade um Kaffee-Einläufe handelte, dürften hierbei wohl kaum als die entscheidenden Heilungsfaktoren angesehen werden. Ausschlaggebend war wohl die Hinwendung zu den grundlegenden Prinzipien der gesunden Lebensweise: Pflanzliche Rohkost und bei Bedarf Einläufe als unterstützende Maßnahme zur Entgiftung.

Ein weiteres Beispiel ist die Dänin Kirstine Nolfi. In Ihrer Broschüre *Meine Erfahrungen mit Rohkost* [11] schreibt sie: „Wenn Krebs entsteht, ist der Organismus meistens übersäuert und durch und durch zerstört. Krebs ist das Endstadium. Hier kann die vollkommene Rohkost wohl helfen, sie kann die Schmerzen lindern und das Leben verlängern, weil sie gut zu vertragen ist. Bestenfalls kann sie, wenn der Krebs zu einem frühen Zeitpunkt entdeckt worden ist, ihn vielleicht auch in Schach halten, sogar bisweilen viele Jahre hindurch, davon bin ich selber ein Beispiel; aber dann muß die Rohkost mit 100 Prozent durchgeführt werden, und zwar für den Rest des Lebens; das ist eine absolute Bedingung."

Eine hühnereigroße Geschwulst in der Brust hatte sich durch die Ernährungsumstellung bei ihr zurückgebildet und nur noch eine kleine Stelle mit gutartigen Krebszellen hinterlassen. Jede Rückkehr zu der alten Kost aber würde den Tumor wieder aufleben lassen. Deshalb ist es bei Krebskranken so entscheidend, keine Kompromisse zu machen. Wenn auch vielleicht dieser Zustand nicht als Heilung zu bezeichnen ist, so zeigt uns doch die gesunde Lebensführung auf, wie wir selbst bei so einer schweren Erkrankung immer noch die Entscheidung darüber in der Hand haben, wie wir leben und sterben wollen. Dr. Kirstine Nolfi konnte durch ihre Erfahrungen noch vielen ihrer Patienten helfen. Wir kommen noch später auf diese bemerkenswerte Frau zurück.

Somit haben wir mit der gesunden Lebensweise den Schlüssel für die Überwindung von AIDS und Krebs längst in der Hand, während die offizielle Wissenschaft weiterhin nach ihm sucht. Möglichst jedoch sollten wir mit der gesunden Lebensweise beginnen, bevor die Krankheiten ausbrechen nicht aus Schmerz und Angst, sondern aus Begeisterung für die ganzheitliche Höherentwicklung.

In einem Artikel der Zeitschrift Matrix 3000 heißt es, dass sich immer mehr die Erkenntnis durchsetzt, dass die konventionelle Schulmedizin zwar für die Behandlung akuter Notfälle große Fortschritte gebracht hat, jedoch auf dem Gebiet der chronischen

Krankheiten schlicht versagt. Denn die Ursachen, die in der Psyche, in mangelnder Bewegung, falscher Ernährung und den Umwelteinflüssen wie elektrische Störfelder und Quecksilberbelastung durch Amalgamfüllungen liegen, werden von ihr weder erkannt noch behandelt.

„Nicht mit Tricks zu Ungunsten des Patienten ist zu ‚reformieren', sondern substantiell im Sinne einer neuen Medizin. Wird doch bei all dem flotten ‚Reformieren' die eigentliche Ursache, nämlich die rasante Zunahme aller sich seuchenartig ausbreitenden chronischen ‚Zivilisationskrankheiten' wie Hochdruck, Herzinfarkt, Schlaganfall, Arterienverkalkung, wie Diabetes, Rheuma, Autoimmunerkrankungen, Allergien, Krebs, wie chronische Erschöpfung und Schmerzerkrankungen, wie psychische und vegetative Leiden schlicht übersehen." [12]

Allerdings werden die nachgewiesenermaßen wirksameren und kostengünstigeren Methoden der „Alternativmedizin" von der Regierung und von den Krankenkassen weitgehend immer noch nicht anerkannt.

Was schließen wir aus diesen Aussagen? Sollen wir nun solange auf unsere Gesundheit warten, bis Regierung und Krankenkassen ein Einsehen haben? So bleibt als einziger Ausweg für den Bürger sich auf seine Selbstverantwortung zu besinnen und von den Behandlungen zum Selberhandeln überzugehen.

Kommen wir nun also zu den Werkzeugen des Selberhandelns, zu den vier Säulen der Gesundheit.

6. Die Schlüsselrolle der Ernährung (Erste Säule der Gesundheit)

„Der Mensch ist, was er isst."
anonym

„In der Küche werden wichtigere Entscheidungen getroffen, als auf den Sportplätzen und am grünen Tisch."
Werner Kollath

Wenn man davon ausgeht, dass Gesundheit etwas mit unseren täglichen Gewohnheiten zu tun hat, dann nimmt schon allein von daher die Ernährung eine Schlüsselrolle ein. Denn wir essen in der Regel drei Mal am Tag.
Der entscheidende Punkt ist aber, dass die Ernährung und die Psyche sich in enger und ständiger Wechselwirkung befinden. Hiermit ist nicht bloß gemeint, dass wir das Essen oft als Belohnung oder als Frustkompensierung einsetzen. Die Verknüpfung der Ernährung mit dem Fortbestehen ruft bei jeder Ernährungseinschränkung oder -veränderung existenzielle Ängste hervor, während uns ein reichhaltiges Mahl eine seelische Entspannung vermittelt, denn es signalisiert: „Du darfst dich entspannen, für dein Fortbestehen ist gesorgt". Dabei zeigen die Anhänger der sog. Prana-Ernährung (siehe Kapitel 19), dass die entscheidende Komponente für unser Fortbestehen nicht die äußere Nahrungszufuhr, sondern die innere Kraftquelle, Gott, ist. Die „Pranier" stellen sich in einem Prozess so auf die innere Kraftquelle ein, dass dieser Kraftstrom (Prana) sie vollkommen zu ernähren vermag. Diese extreme Form der „Ernährungsumstellung" beweist, so umstritten sie auch sein mag, zweierlei:

- dass unser Leben als inkarnierte Wesen mindestens so sehr von unserer spirituellen Weiterentwicklung abhängt wie von der äußeren Nahrungsaufnahme,
- und dass alle Mangelerscheinungen oder -empfindungen auf

dem Weg der Ernährungsumstellung nicht unbedingt von Ernährungsfehlern herrühren müssen. Sie können auch damit zusammenhängen, dass die Ernährungsumstellung nicht mit unserer inneren Weiterentwicklung in Harmonie vollzogen wurde, sondern vorschnell, aus einem falschen Fanatismus heraus. Denn das Erwecken der inneren Kraftquelle schließt offensichtlich alle Mangelerscheinungen aus, so dass eine pauschale Empfehlung für Nahrungsergänzungen nicht gegeben werden kann. Es geht immer um den Menschen in seinem jeweiligen Entwicklungsstand.

Um eine Ernährungsumstellung in Harmonie mit der inneren Entwicklung zu vollziehen, ist es wichtig, jeden Fanatismus zu vermeiden. Deshalb plädiere ich immer wieder für eine Ernährungsumstellung, die nicht aus dem Kopf heraus in einer plötzlichen Gewaltmaßnahme vollzogen wird, sondern sich behutsam in einem stufenweisen Prozess entfalten darf, der an die innere Entwicklung gekoppelt ist (siehe Kapitel 10).

„Der Mensch ist, was er isst" bedeutet also nicht nur, dass sich sein Körper aus seiner Nahrung zusammensetzt, sondern auch, dass die Ernährung eines Menschen anzeigen kann, was der Mensch bezüglich seines Bewusstseinsstandes ist. Nur funktioniert der Weg eben nicht so, dass man z.B. zum Rohköstler werden sollte, um geistig besonders weit zu scheinen. Das ist, als würde man sich eine Kapitänsuniform anziehen und dann behaupten, man könne nun ein großes Schiff steuern. Der Weg muss von innen heraus wachsen - die geistige Entwicklung zieht den Ernährungsweg nach sich.

„Es muss ein Antrieb sein, der vom Geistigen ausgeht."

Are Waerland

Allerdings hat der Ernährungsweg viele Aspekte: Die Ernährung steht wie keine andere Lebensgewohnheit in einer innigen Wechselwirkung zu unserer psychischen und physischen Innenwelt, wie auch zu unserer Umwelt. Sie bestimmt unser Verhältnis zu den Tieren (siehe unter Kapitel 13. *Vegetarismus* und 15. *Veganismus*), sie hat einen sozialen Aspekt (siehe Kapitel 17), ja, sie bestimmt sogar die Landschaft, in der wir leben (siehe Kapitel 20). Deshalb ist es eine natürliche Folge, dass der Prozess, in den wir uns mit einer Ernährungsumstellung begeben, auch zu einer Überprüfung und Änderung weiterer Lebensgewohnheiten und wiederum zu einer Erneuerung unseres gesamten Lebens und Denkens führt. So stehen Ernährungsweg und spiritueller Weg in beständiger Wechselwirkung.

Das sind die Gründe, weshalb der Ernährung eine Schlüsselrolle in Bezug auf unsere Gesundheit und Weiterentwicklung beizumessen ist. Wenn wir etwas in der Welt und in unserem Leben verändern wollen, dann sollten wir uns mit der Ernährung beschäftigen. Ob die Welt, in der wir leben, ein Schlachthaus oder ein Früchtegarten, die Hölle oder das Paradies ist, bestimmen wir mit dem, was jeden Tag auf unserem Teller liegt.
Deshalb steht dieses Buch über ganzheitliche Gesundheit unter dem Vorzeichen der Ernährung und wird sich hauptsächlich damit beschäftigen. Doch zunächst einmal zu den weiteren *Säulen der Gesundheit*.

7. Ausdauersport als Katalysator einer ganzheitlichen Höherentwicklung (Zweite Säule der Gesundheit)

Es gibt drei Aspekte, weshalb ich gerade dem Ausdauersport einen besonderen Wert beimesse:

- Er führt sehr schnell zu eminenten physiologischen Verbesserungen (Vergrößerung der Lunge, Verbesserung der Sauerstoffaufnahme in das Blut, Anregung der Verdauung, Ausscheidung von Giftstoffen etc.).

- Der Ausdauersport führt uns ganz unmittelbar zur inneren Kraftquelle, denn wo unsere Kraftreserven hinreichend ausgeschöpft werden, werden ungenutzte tiefere Potentiale angeregt, aktiv zu werden.

- Der Ausdauersport hat durch die Gleichförmigkeit der Bewegung und der Atmung eine beruhigende und meditative Komponente; er dient deshalb auch der Stressbewältigung, zur seelischen Entspannung, auch wenn das Nicht-Ausdauersportlern paradox erscheinen mag.

Den darin liegenden mystischen Aspekt hat sogar einmal eine Laufzeitschrift in einem Artikel zum Ausdruck gebracht:
„Der Weg, sich auf körperliches Leiden einzulassen, um darüber eine beglückende Wirklichkeitserfahrung machen zu können, ist vielen Weltreligionen bekannt. Radikale Meditationspraktiken, die tanzenden Derwische oder Pilgerwanderungen sind Beispiele dafür. Der Marathon mit seiner Struktur des freiwillig gewählten Leidensweges, der Selbstaufgabe, dem Sich-Überlassen an eine höhere Macht und der triumphalen Wiedergeburt liegt der christlichen Tradition sehr nahe, indem er den Passionsweg Jesu nachzeichnet,

allerdings unkenntlich gemacht in einer säkularisierten Form. Lediglich der Termin von Marathonläufen am Sonntagvormittag, der Kirchgangzeit, erinnert etwas augenscheinlicher an den religiösen Bezug des Marathonlaufs. Er kann somit auch als ein Ausdruck der Sehnsucht nach spiritueller Erfahrung verstanden werden.“ [13]

Hier ist von den innewohnenden Möglichkeiten des Ausdauersports die Rede, jedoch ist es wichtig zu betonen, dass man von seinen Vorteilen auch dann profitieren kann, wenn man ihn nicht so exzessiv betreibt, dass man ihn als Leidensweg auffasst. Auch beim Ausdauersport, wenn man ihn für die Gesundheit betreibt, soll immer die Freude und der Genuss vorrangig sein. Auch ein moderat betriebener Ausdauersport kann uns dabei helfen, dass wir plötzlich zur Lösung anstehender Lebensfragen finden, dass uns neue Ideen beflügeln und neue schöpferische Impulse zuteil werden. Wohl jeder Ausdauersportler kann bestätigen, dass er bei seinem Sport die besten Ideen hat.
„Untersuchungen haben ergeben, dass sportliche Aktivität nicht nur das Immunsystem stärkt, sondern auch die Hirntätigkeit stimuliert. Durch die bessere Durchblutung und Nährstoffversorgung des Gehirns verbessern sich Erinnerungsvermögen, Kreativität und Intelligenz sowie die allgemeine Belastbarkeit.“ [14]

„Mit Hilfe dieser riesigen Flotte (roter Blutkörperchen) kann der ruhende Mensch etwa 2 Liter Sauerstoff in der Minute aufnehmen und an alle Organe des Körpers verteilen. Die Sauerstoffmenge vergrößert sich um 20 bis 30 Prozent bei sitzender oder stehender Körperhaltung. Gehen vermehrt sie um 60 Prozent und Laufen um 90 Prozent.
(...)
Laufen ist eines der besten Mittel, den Körper zu erhitzen. Es bewirkt, daß das Blut zu den einzelnen Organen jagt und jeder Zelle den lebenswichtigen Sauerstoff vermittelt. Gleichzeitig trägt es die

Abfälle und Giftstoffe weg, die sich besonders bei sitzender Lebensweise und bei Völlerei in reichlichem Maß ansammeln. Das Laufen wirkt wie ein Bad. Es öffnet alle Poren der Haut, durchlüftet die Kleidung, regt die Nerven an, bringt die Blutgefäßmuskeln in Tätigkeit, versieht das Blut mit Sauerstoff, verbrennt alle Abfälle in den Geweben und läßt uns für den späteren Bedarf einen Sauerstoffvorrat zurück. Dieser Sauerstoffüberschuß wirkt sich im Körper durch große Energie und Spannkraft aus. Sorgen verschwinden wie der Nebel vor der Morgensonne im Juni. Schwierigkeiten scheinen nur da zu sein, um überwunden zu werden. Arbeit wird zur Freude. Das Leben ist herrlich..." [15]

„Das Laufen ist unbedingt einer der gesündesten und natürlichsten Sportzweige." [4]

Nun ist der Ausdauersport natürlich nicht für jeden der zentrale Lebensinhalt. Jedoch wird der Ausdauersport unseren Erfolg auf jedem anderen Weg noch erhöhen. Siegfried Unseld, der kürzlich verstorbene Verleger des Suhrkamp-Verlags war ein regelmäßiger Schwimmer. Joey Kelly, der bekannte Musiker von der „Kelly-Familiy" ist ein extremer Triathlet und Ultra-Läufer (Läufe von 100 km und mehr). Und Joschka Fischer, unser derzeitiger Außenminister, beschreibt in seinem Buch *Der lange Lauf zu mir selbst* [16] seinen Weg zum Marathonläufer.

„Als bekannte Identifikationsfigur für sportlich Aktive gilt neuerdings Joschka Fischer, der in wenigen Monaten von einem behäbigen, übergewichtigen Lebemann, der auf Flügen Puddingrezepte mit Helmut Kohl austauschte, zu einem durchtrainierten, agilen Marathonläufer wurde. Mindestens zehn Kilometer Jogging stehen täglich auf seinem Fitnessprogramm. Auch und gerade in der stressigen Wahlkampfzeit hat er es eisern durchgezogen. Auslöser für diesen Gesinnungswandel war der Frust über die Trennung von seiner Frau. Joschka Fischer verstand es meisterhaft, diesen

Kummer durch körperliches Training abzubauen und aufzulösen. Er zeigt durch sein Beispiel, daß es nie zu spät ist, sein Bewegungsnaturell zu entdecken und zu leben. Es ist ganz klar: Fitte Menschen wie Tony Blair, Joschka Fischer, Bill Clinton und Gerhard Schröder sind gefragter als korpulente ‚Aussitzer' wie Helmut Kohl oder Boris Jelzin. Eine sportfeindliche Einstellung, wie sie einst Winston Churchill mit seinem Credo ‚Sport ist Mord' an den Tag legte, ist heute im Licht der wissenschaftlichen Erkenntnisse und des aktuellen Zeitgeistes undenkbar." [14]

Die positive Wirkung des Laufens auf die Psyche wirkt nicht nur bei Liebeskummer: „Göttinger Forscher haben in einem zehnwöchigen Versuch mit Patienten die Heilkraft des Laufens getestet. Das Ergebnis: Joggen hilft bei Angstzuständen und Panik-Attakken, unter denen immer mehr Bundesdeutsche leiden. Bei Läufern, die mehrmals die Woche fünf Kilometer durch Wald und Feld liefen, ließen die Angstsymptome deutlich nach. Die Wirkung war mit der eines bekannten Medikamentes vergleichbar, allerdings ohne jede Nebenwirkungen. Das Institut für Sport und Präventivmedizin in Saarbrücken kam sogar zu dem Ergebnis, dass Panikattacken durch Joggen noch besser als durch Medikamente bekämpft und in Schach gehalten werden können. Aber auch gegen Depressionen ist Ausdauersport ein bewährtes, nebenwirkungsfreies Mittel. Beim Joggen erlebe ich Bewusstseinsveränderungen als Erlebnisse von Glück, Heiterkeit, Dankbarkeit und Euphorie, ähnlich wie bei oder nach einer tiefen Meditation. Erklärt werden diese Hochgefühle, das ‚Runner's High' mit der großen Menge von Neurotransmittern (Botenstoffen des zentralen Nervensystems wie Serotonin) die beim Laufen freigesetzt werden. Zusammen mit der vermehrten Produktion der ‚Glückshormone' Endorphin und Enkephalin." [14]

Ein Verhaltenstherapeut beschreibt, wie mit Hilfe des Laufens sogar ernste psychische Probleme gelöst und geheilt werden können.

Prof. Dr. Ulrich Bartmann, *Laufen und Joggen* [17].
Einige Kapitelüberschriften:

„Den Depressionen davonlaufen".

„Psychosomatische Störungen lassen nach".

„Über Abhängigkeiten und Laufsucht".

Zum Thema ‚Laufsucht': Es gibt ein Buch mit dem Titel: *Vom Junkie zum Ironman* [18]. In Interviews gibt der Betroffene Andreas Niedrig, dessen Leben hier beschrieben wird, offen zu, dass sein Ausdauersport - extremer Triathlon mit 3800 m Schwimmen, 180 km Radfahren und einem kompletten Marathonlauf am Stück zu einer Ersatzdroge für das Heroin für ihn geworden ist. Jedoch ist diese Sucht nach der inneren Kraftquelle die einzige Sucht, die uns nicht schadet, sondern die unsere Entwicklung vorantreibt, die nicht destruktiv wirkt, sondern konstruktiv. Andererseits ist wohl auch hier die Frage nach dem rechten Maß angebracht.
„Es gibt in der Tat Läufer, die immer mehr und immer weiter laufen, bis hin zu 100km-Läufen. Dies entspräche dem Moment der Dosissteigerung, wobei aber das erwünschte körperliche und seelische Wohlbefinden eher verhindert als gefördert wird. Auch berichten viele Läufer, daß es ihnen nicht so gut gehe, wenn sie nicht laufen. Dies ist nichts Besonderes, wenn wir bedenken, daß ein gemäßigtes Laufen erheblich zum Wohlbefinden beiträgt. Es gibt ja viele Dinge, die unsere Befindlichkeit positiv beeinflussen, so daß, wenn wir auf sie verzichten müssen, unsere Stimmung gedrückt ist. Das hat aber mit Entzugserscheinungen einer wirklichen Sucht absolut nichts zu tun. Wer einmal einen Alkoholiker in einem Entzugsdelirium gesehen hat, wird nicht mehr so leichtfertig bei einem Jogger von ‚Sucht' reden.
Hinsichtlich des ‚Nicht-mehr-aufhören-Könnens' scheint es wohl wirklich einige Problemläufer zu geben. So weist der berühmte amerikanische Sportwissenschaftler Morgan darauf hin, daß es

Läufer gibt, die nicht mehr auf Warnzeichen des Körpers achten. D.h. solche Läufer ignorieren Schmerzen (statt zu pausieren), schlucken schmerzstillende Medikamente oder bedrängen gar ihren Arzt, Kortisonpräparate zu spritzen. In solchen Fällen kommt der Begriff ‚Sucht' auch wieder seiner ursprünglichen Bedeutung von ‚siech' näher. Wer so läuft, dient nicht seiner Gesundheit, sondern betreibt Raubbau an seinem Körper. Nach Morgan gehört ein Läufer mit einem Laufpensum von rund 160 km pro Woche zu diesem Personenkreis. Vielleicht können wir in solchen (Einzel-) Fällen wirklich von einer Sucht sprechen.

Hier spielt ein überzogener Ehrgeiz in aller Regel eine ebenso große Rolle wie eine Verarmung der Persönlichkeit, die keine andere Quelle der Freude hat als das Laufen. (...) Mit dem von uns intendierten Gesundheits- und Genußlaufen hat diese Form von Gewalt-Läufen nichts zu tun." [17]

So kann man sagen, dass der extreme Ausdauersport auch auf Kosten einer ganzheitlichen Entwicklung geht, so wie jeder im Extremen beschrittene Weg. Augenscheinlich wird das daran, dass manche Ausdauersportler zwar zu ihren Sportveranstaltungen sämtliche Kontinente bereisen, jedoch kaum Ansatzpunkte haben, um mit Land und Leuten Kontakt aufzunehmen. Das Autistische einer Sucht kommt auch beim Ausdauersport sehr deutlich zum Tragen. Obwohl die Übertragbarkeit von Tierversuchen auf den Menschen grundsätzlich sehr fragwürdig ist, dürfte folgende Meldung in diesem Zusammenhang sicher interessant sein:
„Zu viel Sport macht Mäuse dumm.
Extremes Lauftraining macht dumm zumindest Mäuse. Wie der Neurowissenschaftler Justin Rhodes von der Oregon Health & Science University experimentell herausgefunden hat, haben Tiere, die freiwillig extrem viel Zeit im Laufrad verbringen, ein schlechteres Gedächtnis als Mäuse, die sich nur in Maßen bewegen."

Speziell gezüchtete „sportsüchtige“ Mäuse schnitten beim Lauf durchs Labyrinth sehr viel schlechter ab als Mäuse mit normalem Bewegungsbedarf. [19]

Aus meiner persönlichen Erfahrung heraus kann ich sagen, dass ein Dauerlauf von 1 bis 1 ½ Stunden bereits zu allen Vorteilen führt, die mir der Ausdauersport bieten kann: Ich habe eine kurze Meditation, in der ich zu neuen Impulsen für mein Leben finde, ich habe einen reinigenden Schweißausbruch, ich habe eine wunderbare Landschaftserfahrung, ich habe eine Sauerstoffdusche, die mich erfrischt, und in der Nacht darauf kann ich wunderbar schlafen. Was an Laufpensum darüber hinausgeht, vermag die Qualität dieser Erfahrung nicht mehr zu erhöhen. Irgendwann wird es zu einer Quälerei, der Körper wird wieder kühl, die Muskeln werden hart und die Gelenke melden sich. An diesem Punkt weiterzulaufen, wie es z.B. bei einem Marathonlauf gefordert wird, hat nichts mehr mit Gesundheitslaufen zu tun. Das Genusslaufen führt zum Aufbau des Körpers, das Quallaufen führt zum Raubbau am Körper. Beim Genusslaufen sind wir weitgehend im grünen Bereich, auf der sicheren Seite, was die Gesundheit unserer Gelenke angeht; beim Quallaufen, wo man es sich gezielt vornimmt, die Impulse seines Körpers zu übergehen, können natürlich die Gelenke und Knochen und Bänder und Sehnen leicht überlastet werden. Hier fragt es sich wirklich „Wozu?“, und der Sport gewinnt einen pathologischen Aspekt. Wenn ein Sportler nach einem Lauf an eine Infusion angeschlossen auf einer Liege liegt, wird das Krankhafte seiner Sportauffassung doch augenscheinlich.

Allerdings muss man sagen, dass natürlich jeder seinen eigenen Maßstab hat, wann es vom Genusslaufen zum Quallaufen wird. Wenn anstrengende körperliche Betätigung sich in Harmonie mit Körper und Seele vollzieht, dann führt sie auch über Jahrzehnte nicht zu dem, was wir Verschleiß und Abnutzung nennen. So etwas scheint die Natur in der Tat nicht zu kennen, denn jede Belastung des Körpers gibt ihm die Wachstumsimpulse, die ihn aufbauen und nicht abbauen. Dass, was wir Verschleiß und Abnutzung nennen, resultiert oft nicht aus der Belastung des Körpers durch Bewegung, sondern aus den Folgen falscher Ernährung: Verschlackung und Verarmung an basischen Mineralien. Ein eindrückliches Beispiel für die Falschheit unserer These vom Verschleiß geben uns die Hunzas im Kaschmir-Gebirge, einem Ausläufer des Himalaya.

„Von den Hunzas im Himalaya dem neben den Vilkambias in Ecuador wohl langlebigsten und gesündesten Volk der Erde ist dokumentiert, dass selbst 80jährige zum Viehhüten auf ihren zwischen 2000 und 4000 Meter hochgelegenen Terrassenfeldern täglich Höhenunterschiede von tausend und mehr Metern mühelos bewältigen.“ [14]

„Bei der Arbeit waren die Hunzas beispielsweise ‚Pendler‘ ganz besonderer Art. Sie bebauten hochgelegene Terrassenkulturen und legten auf dem Weg zu ihren Feldern und nach Hause gute 30 Kilometer oder mehr zurück zu Fuß. Und dies oft schwerbepackt mit Lasten aller Art, aber heiteren Gemüts, wie berichtet wird. Zum Wettkampf und Spiel versammelten sich auf dafür bestimmten Plätzen nicht nur bunte Kinderscharen. Geschmeidig, reaktionsschnell und ausgelassen jagten Männer hoch im Pensionsalter dem Ball hinterher, während ihre Ururenkel sich nicht weit entfernt mit ihren Altersgenossen auf gleiche Weise maßen.“ [20]

Wenn es so etwas wie „Abnutzung durch Bewegung“ gemäß den Naturgesetzen gäbe, so müssten diese alten Hunza-Männer alle pflegebedürftig in Altenheimen dahinsiechen, wie es in unserer Gesellschaft so oft der Fall ist. Jedoch ist es gerade umgekehrt, dass durch die Bewegungsimpulse Knochen und Bänder nicht geschwächt, sondern gestärkt und aufgebaut werden. Deshalb ist bei den Gelenkbeschwerden bei langjährigen Ausdauersportlern davon auszugehen, dass die Motivation nicht stimmt, insofern nicht

Fehler in der Ernährung oder im Schuhwerk eine Rolle spielen. Wenn das Ziel nicht in der „Religion“, also der Rückverbindung mit der inneren Kraftquelle liegt, sondern im Befriedigen persönlichen Ehrgeizes, wenn aus einem falschen Fanatismus heraus die Bremssignale des Körpers übergangen werden, dann wirkt der Sport eher schädlich als nützlich. Alles, was als Leistungssport betrieben wird, wird einseitig, führt uns von der ganzheitlichen Entwicklung weg und trägt in sich Gefahren sowohl im Bereich der Bewegung als auch in den anderen Bereichen der Gesundheit wie Meditation, Positives Denken und Ernährung, wie es in den folgenden Kapiteln beschrieben wird.

8. Entspannung und Einkehr Gegenpol zum Stress des Alltags (Dritte Säule der Gesundheit)

Für unser Leben kann Entspannung viel bedeuten - ein warmes Bad mit duftenden Badezusätzen, ein abendlicher Spaziergang, ein nettes Beisammensein unter Freunden, das Hören guter Musik - und natürlich Meditation. Es geht bei der Entspannung am unmittelbarsten um das, was als Grundlage für alle vier Säulen der Gesundheit zu bezeichnen ist: um den Zugang zur inneren Kraftquelle. Jedoch suchen wohl die Meisten in unserer Gesellschaft ihre Entspannung bei einem Mittel, das hierfür nur bedingt tauglich ist: dem Fernsehen. Das Fernsehen ist für die meisten Menschen die Abend und Wochenendentspannung schlechthin. Nur befindet sich unser Nerven-Sinnensystem beim Fernsehen in einer fortwährenden Anspannung, die eine tiefere Erholung und das Aufladen der Batterien an der inneren Kraftquelle unmöglich macht. Gleiches gilt weitgehend für die sich immer mehr verbreitenden Computerspiele. Die ständigen Sinnesreize, die einen überfluten, verbunden mit den oft gewalttätigen Inhalten, bewirken eine weitere Auszehrung unserer inneren Batterien. Es soll hier nicht darum gehen, das Fernsehen an sich zu verteufeln. Auch ein guter Film kann zu Herzen gehen und die innere Kraftquelle berühren. Das Fernsehen erfüllt eine wichtige Funktion, indem es uns Informationen und eine Anteilnahme am Leben vermittelt. Nur alles mit Maß und Ziel und alles zu seiner Zeit. Das Fernsehen ist unmittelbar vor dem Schlafengehen genauso wenig zu empfehlen wie unmittelbar nach dem Aufstehen.

Zu der angesprochenen Belastung durch die ständige Reizüberflutung kommt die Belastung durch die Bildschirmstrahlung:

„Bildschirm-Strahlen: Sie zerschießen unsere Gesundheit. Verschiedene Studien belegen: Kathoden-Bildschirme von Compu-

tern und TV-Geräten schädigen den Körper massiv. Nervliche, psychische und körperliche Beschwerden treten auf... (...)
Bildschirme sind in unserem Leben allgegenwärtig geworden. Seit Computer das Büro revolutioniert haben, sitzen viele Arbeitnehmer täglich mehrere Stunden vor dem Bildschirm. Zuhause entspannen sie sich dann vor dem Fernsehgerät, während ihre Kinder immer häufiger mit Videospielen vor der Mattscheibe sitzen. Daß stundenlanges ‚In-die-Kiste-Starren' und Computerarbeiten nicht besonders gesund sein kann, weil es ermüdet, aufreizt und die Augen schwächt, wissen wir längst, weil wir es nämlich mittlerweile alle schon am eigenen Leib erfahren haben. Wir glauben, ganz gut damit leben zu können, denn schließlich müssen wir ja arbeiten und ohne Computer geht es in der Firma nun wirklich nicht mehr. Das TV-Gerät möchten wir auch nicht missen, bringt es uns doch die (angeblich) ganze Welt in die gute Stube. (...)
Dr. Paul Nogier von der Universität Lyon hat über den Herz-Ohren-Reflex eine medizinische Möglichkeit gefunden, das vitale Energiefeld des Menschen zu messen. Damit ist erschreckend deutlich nachgewiesen worden, wie schnell Bildschirmstrahlen unser körpereigenes Energiefeld zerstören. (...) Diese fast vollständige Zerstörung empfindet der Körper als lebensbedrohende Attacke. Um sich zu schützen, schüttet er Adrenalin aus. Dieses aufputschende Streßhormon kann zwar kurzfristig Körperkräfte mobilisieren, doch schadet es dem Organismus, wenn es zu lange im Blut bleibt.“ [21]

Wenn die Abstände zwischen den Bildschirmbelastungen zu kurz sind, wie es meist der Fall ist, kommt der Körper in eine Negativspirale, wo er immer mehr an Energie und Spannkraft verliert. Fernsehen als Zuflucht zur Entspannung ist also auch aus diesem Grund nur bedingt zu empfehlen. Wir brauchen ein Entspannungsmittel, das wirklich dazu in der Lage ist, unsere inneren Batterien wieder aufzuladen. Wenn wir nun annehmen, der Schlaf könne alles wieder ausgleichen, was wir tagsüber an Energie verbrauchen, dann stimmt das nur teilweise. Denn zu einem wirklich tiefen und erquickenden Schlaf finden wir paradoxerweise erst dann, wenn sich unser Nervensystem bereits richtig entspannt hat und wir uns innerlich stark und kraftvoll fühlen (ungeachtet der körperlichen Ermattung durch die Tätigkeiten des Tages). Dahingegen können wir in einem Zustand der Schwäche und Nervenanspannung, wo wir der Entspannung am dringendsten bedürfen, einfach nicht einschlafen bzw. finden wir dann nur einen sehr oberflächlichen und unruhigen Schlaf. Am Morgen fühlen wir uns dann „wie gerädert", müssen aber doch aufstehen, um ein neues Tagwerk zu beginnen.

Von großer Hilfe kann hier die Meditation sein. Sie ist nicht nur etwas für Erleuchtungssuchende, sondern sie ist das gesuchte „Universalentspannungsmittel". Sie ist der ganz natürliche Zugang zur inneren Kraftquelle, um die Batterien wieder aufzuladen. Sie soll nicht dahin führen, sich dem Leben in der Welt zu entfremden, sondern im Gegenteil: Sie macht uns leistungsfähiger, kreativer und schenkt uns jede Menge gute Laune, weil wir energiegeladen durch den Tag gehen.

Wie brachte es das Oberhaupt der Hunzas gegenüber westlichen Besuchern einmal auf den Punkt:
„Für uns ist es völlig klar, daß diejenigen, die es nicht verstehen, die Technik der völligen Entspannung zu praktizieren, einen großen Teil ihrer Energie verschwenden. Diejenigen aber, die fähig sind, sich total zu entspannen, werden mit erhöhter Vitalität und Ausdauer belohnt und werden letztlich mit ihrer Arbeit schneller fertig als Leute, die im Zustand der Spannung oder Überspannung arbeiten." [20]

Deshalb sollte die Meditation ein fester Bestandteil unseres täglichen Gesundheitslebens werden, etwas genauso Selbstverständliches wie Essen und Trinken, Waschen und Zähneputzen. Die Seelenhygiene ist nicht weniger wichtig als die körperliche Hygiene. Eine Meditation am Morgen wirkt in den ganzen Tag hinein, und wird, wenn sie regelmäßig praktiziert wird, unser ganzes Leben positiv beeinflussen.

Rainer Lange schreibt in seinem Buch *Meditation - Der Weg zur Mitte* [22]: „... Und ebenso erkenne ich an diesem Punkt überdeutlich die Notwendigkeit der Meditation, denn unser auf ständige Ausdehnung und Weiterentwicklung ausgelegtes Universum ist auf jeden einzelnen Menschen angewiesen. Auf Menschen, die im kleinsten Rahmen bei sich selbst anfangen, ihre gewonnenen Erkenntnisse und Einsichten leben und hierdurch aktiv an unser aller Weiterentwicklung mitwirken. Menschen, die sich eine positivere und feinere Schwingung erarbeitet haben und diese mittels eines bewussteren und achtsameren Hinwendens in alle scheinbar noch so belanglosen Bereiche unseres Alltags hineintragen in die Familie, an den Arbeitsplatz usw.
Genau hier ist das Geheimnis der Meditation zu finden."
Im gleichen Buch findet der Interessierte eine erste Einführung in die Praxis der Meditation.

Die Meditation ist etwas sehr Persönliches, Intimes. Und so hat ein jeder seinen eigenen Weg zur Meditation zu finden. Deshalb soll hier kein allgemeingültiges Rezept aufgestellt werden. Als Hilfen hier nur ein paar allgemeine Hinweise. Andrew Cohen beschreibt in seinem Buch *Himmel und Erde umarmen* [23] die Meditation als ein „Nicht-Bewegen". Es ist das Einkehren nach Innen, in die Stille. Jedoch führen uns unsere Gedanken und unsere körperliche Unruhe immer wieder nach außen, in die Welt der Aktion und der Betriebsamkeit. Eine große Hilfe ist hier zumindest am Anfang das Hören ruhiger, harmonischer Entspannungsmusik, in Verbindung mit einem Beobachten der Atmung, die man frei fließen lassen soll.

Die vorüberziehenden Gedanken soll man nicht unterdrücken, jedoch auch nicht festhalten. Wenn wir unser Gemüt mit einem aufgewühlten See vergleichen, so wird es durch die Meditation still und glatt, so dass wir tiefer schauen können, bis auf den Grund. Wir erlangen neue Kraft und den „Durchblick", vielleicht sogar die Erleuchtung.
Allerdings sind viele der Erwartungen, die von Erleuchtungssuchenden an die Meditation gerichtet werden, einfach zu hoch gesteckt. Nicht etwa, weil die Meditation ein untaugliches Mittel wäre, nein, weil sie alleine zu einer ganzheitlichen Entwicklung nicht ausreicht.

Wenn ein Mensch ein Buddha würde, einzig indem er in Meditation sitzt, dann wären alle Frösche längst Buddhas.

Zenlehrer Sengai (1750-1837)

Die Meditation ist eine sehr wichtige Komponente, aber eben auch nur eine Komponente. Zur ganzheitlichen Entwicklung gehört noch mehr: eine bewusste Ernährung, das Verhältnis zur Umwelt und zu den Tieren, das Beobachten unserer Gedanken und Regungen im Alltag und natürlich unsere Begegnungen mit unseren Mitmenschen. Oft genug geben uns diese Begegnungen ja Anlass zum Ärger. Doch genau darin liegt unsere Chance zur Weiterentwicklung: Denn der Nächste ist unser Spiegel und unser Ärger weist uns auf einen Schwachpunkt bei uns selber hin, gemäß dem Jesus-Wort: „Was siehst du aber den Splitter in deines Bruders Auge und nimmst nicht wahr den Balken in deinem Auge?" (Matthäus, 7.3).

Was uns an den Mitmenschen stört und erregt, hat immer eine - wenn auch noch so kleine - Entsprechung in den eigenen Schwächen und Fehlern. Wenn wir auf dem spirituellen Weg ehrlich erkennen wollen, wo wir stehen und welche Fehler wir noch abzulegen haben, so gibt uns gerade der Mitmensch, über den wir uns ärgern, die entscheidenden Hilfen. Wer den Meditationsweg als Leistungssport betreibt, so dass er die alltäglichen Begegnungen als hinderlich erachtet, der mag sich wohl in einem Gefühl ungetrübten Friedens sonnen, der wahre spirituelle Fortschritt jedoch bleibt ihm ab einem gewissen Punkt verwehrt. Mit der künstlichen Vermeidung jeden ärgerlichen Anlasses und ebenso mit dem Beiseiteschieben aller „weltlichen“ Gedanken durch Mantra-Wiederholungen blockieren wir uns selbst, weil wir die „Schmuddelecken“ unserer Seele nur verdrängen, jedoch nicht auflösen und umwandeln. Die Bewährungsprobe im Alltag wird für solche überirdisch lächelnden Sonnenschein-Meditierenden oft enttäuschend ausfallen. Meditation als Leistungssport ist ein Irrweg. Meditation als alltägliche Seelenhygiene und Kraftquelle ist jedoch eine notwendige Säule der Gesundheit und eine hilfreiche Komponente der ganzheitlichen Höherentwicklung.

9. Positives Denken Selbstzweck oder Lebenshilfe? (Vierte Säule der Gesundheit)

Was die Lehre vom Positiven Denken anbelangt, hat sich in den letzten Jahren eine deutliche Trendwende abgezeichnet. In einer deutschen Wochen-Zeitschrift erschien kürzlich ein Artikel unter der Überschrift: *Positiv denken macht krank* [24]. Hierin wird beschrieben, dass die Seminarleiter zum Positiven Denken, die in den Neunziger Jahren großen Zulauf hatten, sich heute in einem regelrechten Katzenjammer befinden. Die zwanghafte gute Laune ihrer Angebote kommt heute einfach nicht mehr an.

„Sustainability, zu Deutsch Nachhaltigkeit, ist der neueste Schrei, auf den Firmen bei der Auswahl der Weiterbildung hören. Oberste Order: Nicht für einen Tag gedopt, sondern für zehn Jahre gebildet.“ [24]

Von Günter Scheich und Klaus Waller erschien auch ein Buch mit dem Titel: *Positives Denken macht krank. Vom Schwindel mit gefährlichen Erfolgsversprechen* [25].

„Der Psychotherapeut Günter Scheich aus dem westfälischen Oelde führt seit Jahren einen Kampf gegen die selbst ernannten Heilsbringer des Glücks. ‚Positiv denken macht auf Dauer krank', sagt Scheich, der eine Lanze für die gelegentlich schlechte Laune brechen will. ‚Negiert man nämlich all die negativen Gedanken, die in einem sind, löst das Identifikationskrisen aus, und das Realitätsempfinden geht kaputt. Folge: Die Frustrationstoleranz sinkt, man wird depressiv, weil zwangsläufig nicht alle Erwartungen erfüllt werden können.‘ Später komme mitunter ‚noch Zwanghaftigkeit oder Schizophrenie dazu‘. Die Zahl von Scheichs Patienten, die in den vergangenen Jahren auf Grund übertrieben positiver Denkdogmen zu ihm kamen, sei sprunghaft gestiegen. ‚Der Druck, dazu gehören zu wollen zu der Gruppe der immer Erfolgreichen und immer Gutgelaunten, wächst ständig.‘

Trainer, die unter großem Medieninteresse verbreiten würden, nur gut gelaunte Menschen hätten Erfolg, seien gerade wegen der großen Reichweite ihrer Thesen gefährlich, so Scheich: ‚Höller arbeitete mit totalitären Methoden, und das Schlimme ist: Er ist ja nicht der Einzige, sondern nur ein kleiner Teil einer gewaltigen Infantilitätsüberflutung, die in den letzten Jahren über uns hereingebrochen ist.'" [24]

Die einseitige Ausrichtung auf materiellen Reichtum und die letztendliche Unwirksamkeit der Methoden deuten an, dass dem üblichen Positiven Denken der so genannten „Motivations-Gurus" noch einiges zu einer ganzheitlichen Spiritualität fehlt. In einer Publikation der Evangelischen Zentralstelle für Weltanschauungsfragen schreibt der Verhaltenswissenschaftler Hansjörg Hemminger: „Geradezu krankmachend wirkt Positives Denken, wenn Versagen, Unglück und Leid als von Menschen selbst verschuldet gesehen werden. Dann hat man als erfolgloser oder leidender Mensch die Methode falsch angewandt." [26]
Doch es ist kein Zufall, dass diese Auffassung in einer Publikation einer konfessionellen Kirche vertreten wird. Denn hierin offenbart sich eben die ganz eigene Auffassung der konfessionellen Kirchen von der christlichen Glaubenslehre, nämlich die Auffassung, dass Heil oder Hölle von außen auf uns zukämen, dass wir von daher Gott gnädig zu stimmen hätten mit drei Vater-Unsern oder mit regelmäßigem Kirchgang oder mit einer Spende in den Opferstock oder (bei den Katholiken) mit einer Beichte. Diese kindlichnaive Auffassung des Glaubens, vergleichbar mit den Naturreligionen primitiver Völker, widerspricht jedoch einer Aussage aus der Bibel, die gerne unterschlagen wird: „Irret euch nicht! Gott lässt sich nicht spotten. Denn was der Mensch sät, das wird er ernten." (Galater 6.7).

Diese urchristliche Lehre von Saat und Ernte - analog dem Karma-

Gesetz der Buddhisten und Hinduisten oder dem Prinzip von Ursache und Wirkung in der Physik - möchte den Menschen frei und selbstverantwortlich machen. Der Mensch wird vom „Erdulder“ (Patienten) eines bösen Schicksals, der die Götter nach Kräften zu bestechen versucht, zum Erbauer seines Schicksals, zum Gestalter seines Lebens durch die Anwendung der göttlichen Gesetze. Die Aussage „Was du säst, wirst du ernten“ bedeutet auch umgekehrt ausgedrückt „Was du erntest, hast du einmal gesät“. Einem Erkrankten diese Einsicht zu vermitteln, erscheint hart und gefühllos. Doch ist es nicht letztendlich bedrückend und deprimierend zu glauben, es wäre ein Zufall, ob man krank wird oder gesund bleibt und man wäre diesen Zufällen machtlos ausgeliefert? Ist es nicht gerade dieses Gefühl der Machtlosigkeit, das Ängste und Depressionen hervorruft? Und liegt nicht gerade darin eine Chance zu wissen, dass man seine Krankheit selber verursacht hat - nämlich, dass man folglich durch eine Verhaltensänderung ebenso die Macht hat, auch seine Gesundheit wieder herzustellen?

Hierin liegt also nicht der Haken an der üblichen Auffassung vom Positiven Denken. Der Punkt ist die Verdrängung von inneren Impulsen aufgrund einer fanatischen Anwendung, ebenso wie beim Thema Ausdauersport. Auch das Positive Denken sollte nicht als Leistungssport betrieben werden.

Eine kleine Geschichte:
Zwei Wanderer besteigen einen Berg. Nach einer Weile sagt der Eine „Es wird kalt“. Er holt seine Jacke aus dem Rucksack und zieht sie sich an. Der Andere sagt: „Aber sieh es doch positiv! Die Sonne scheint so schön, und ich will ihre Strahlen an meine Haut lassen!“ Er lässt seine Jacke im Rucksack, obwohl sich auf seinen Armen eine Gänsehaut zeigt.
Als es steiler wird, sagt der Eine: „Es wird steiler. Ich will eine Rast halten und mich stärken, damit ich Kraft für den Aufstieg

habe." Der Andere sagt: „Aber sieh es doch positiv! Jetzt gelangen wir schneller nach oben und der Gipfel ist nicht mehr fern." Und marschiert weiter. Frisch gestärkt nach der Rast wandert der Eine weiter und trifft auf seinen Kameraden, der verfroren und ausgehungert auf einem Stein sitzt, weil er keine Kraft mehr hat.
Es ziehen Wolken auf. Da sagt der Eine: „Ich glaube, wir sind etwas erschöpft. Außerdem ziehen Wolken auf. Wir sollten einen Unterschlupf suchen, bis das Unwetter vorüber ist." Der Andere lächelt weise: „Du solltest nicht von Erschöpfung sprechen. Sage dir immer ‚Die Kraft ist in mir. Die Kraft ist in mir'. Und was für Wolken? Ich sehe keine Wolken!"
Der Erschöpfte erhebt sich von seinem Stein, um seine Wanderung fortzusetzen, während sich der notorische Nörgler einen Unterschlupf sucht. Nach einem furchtbaren Unwetter mit Blitz und Donner ist die Luft gereinigt, und er setzt seine Wanderung fort. Er findet den Positiv-Denker an einem Abhang vom Weg abgekommen, im Unwetter ausgeglitten und mit gebrochenen Gliedern zwischen den Felsen liegen. Er hat noch die Kraft zu sagen: „Ist es nicht wunderbar, in der freien Natur zu sterben?" Und stirbt.
Der notorische Nörgler sagt zu sich: „Ich war eigentlich ausgegangen, um den Gipfel zu erreichen" und setzt seine Wanderung fort.

Vielleicht hört sich diese Geschichte übertrieben an, aber es ist dieses Leugnen der Tatsachen, was das übliche Positive Denken so gefährlich macht. Brian Tracy schreibt in *Das Gewinnerprinzip*: „Das Gesetz der Substitution ist eines der wichtigsten mentalen Gesetze. Es ist eine Erweiterung des Gesetzes der Kontrolle. Es besagt, dass Dein Bewusstsein nur einen Gedanken auf einmal halten kann, und dass du einen Gedanken gegen einen anderen austauschen kannst. Dieses Prinzip der ‚Verdrängung' ermöglicht es dir, einen negativen Gedanken bewusst durch einen positiven zu ersetzen. Indem du so handelst, übernimmst du auch die Kontrolle über dein Gefühlsleben. Dieses Gesetz ist dein Schlüssel zum Glück, zu einer positiven geistigen Einstellung und zur persönlichen Freiheit.“ [27]

Hier wird offen ausgesprochen, dass dieser Austausch „negativ gegen positiv“ nur eine Verdrängung ist. Aber es gibt auch das Gesetz: „Was nur verdrängt ist, ist nicht aufgehoben“. Wenn wir etwas aus unserem Bewusstsein verbannen, so heißt das nicht, dass es im Unterbewusstsein nicht noch weiter existiert. Man gelangt dahin, dass man die Wolken nicht mehr sieht. Aber wenn Wolken aufziehen, muss es die Möglichkeit geben zu sagen: „Es ziehen Wolken auf“.

Das wahre Positive Denken besagt nicht, dass man die Wolken leugnen soll. Sondern es besagt: „Über den Wolken scheint die Sonne, auch wenn ich sie jetzt nicht sehe. Zum rechten Zeitpunkt wird die Sonne wieder hervorbrechen.“
Man glaubt an die Sonne, obwohl man sie zur Zeit nicht sieht. Das recht verstandene Positive Denken hat also nicht nur etwas mit Glauben zu tun, sondern es *ist* Glauben. Ein Positives Denken ohne Glauben führt dazu, dass man die Wolken nicht sieht und sich ein Bild von der Wirklichkeit malt, das mit ihr nicht übereinstimmt. Diese Diskrepanz zwischen Weltsicht und Wirklichkeit führt zu einem unadäquaten Verhalten und schließlich in die Depression. Viele Absolventen der entsprechenden Seminare, die sie eigentlich erfolgreich und fröhlich machen sollten, können das bestätigen.
David Wolfe schreibt: „Sei fröhlich, indem du nur fröhliche Gedanken zulässt“ [27].

Jedoch gehört es nicht zur Würde des Menschen, dass er auch etwas von der Tragik seines Daseins zum Ausdruck bringen darf? Die Vergänglichkeit aller irdischen Formen und die scheinbare Vergeblichkeit menschlichen Bemühens, die eigene Schwäche und das Unverständnis der Mitmenschen: oft genug Anlass für Gefühle der Trauer und der Verzweiflung. Wenn Trauer und Verzweiflung als verbotene Gefühle einfach beiseite geschoben werden, wird unser Gefühlsleben verflachen. Dann werden wir irgendwann auch keine tiefe Freude mehr empfinden können. Nicht Trauer und Verzweiflung führen in die Depression, sondern diese Verflachung der Gefühle. Negatives Denken bedeutet nicht, wenn man Trauer und Verzweiflung empfindet, sondern wenn man daraus schließt: „Es hat ja sowieso alles keinen Zweck". Die wahre Bedeutung Positiven Denkens liegt nicht darin, diese Gefühle beiseite zu schieben, sondern sie zu transzendieren. Wir müssen sie bis in ihre Tiefen ausloten, gestützt auf das Fundament unseres Glaubens: „Es gibt einen liebevollen Vater, der mich zum Glück und zur Zufriedenheit führen will. Das Licht ist stärker als die Finsternis. Keine ehrliche Bemühung wird vergeblich sein, weil keine Energie verloren geht."

Daraus schöpfen wir neuen Mut. Ein falsches Positives Denken führt uns zu einer aufgesetzten Heiterkeit und schließlich zu einer inneren Leere, wo wir keinen Zugang mehr finden zu unserer echten Gefühlsebene. Positives Denken ohne Glauben: Wie soll das funktionieren? Wenn der Glaube nicht da ist, dass über den Wolken die Sonne lacht?! Nur der Glaube vermag Trauer und Verzweiflung wirklich zu transzendieren.
Deshalb können wir nur im Kontext unserer spirituellen Höherentwicklung zu einem wahren Positiven Denken finden.

10. Das Schlauchboot-Prinzip und der Stufenweg der Ernährung

Wir sehen also, dass uns alles, was als Leistungssport betrieben wird, langfristig eher schadet als nützt. Ein Leistungsdenken in einem Bereich führt uns zwar kurzfristig zu erstaunlichen Höchstleistungen, geht aber letztendlich auf Kosten der ganzheitlichen Entwicklung. Sollte das im Bereich der Ernährung anders sein?

Von Siddhartha Gautama ist bekannt, dass er auf seinem Weg eine Zeit lang einer strengen Mono-Frucht-Ernährung folgte: Er ernährte sich nur noch von wilden Waldbeeren. Darin war er zwar konsequent, nur kam er dabei seinem Ziel, der Erleuchtung, nicht näher. Schließlich aß er auch wieder gekochten Reis, erlangte die Erleuchtung, wurde zum Buddha und lehrte den „Weg der Mitte". Hat sein Beispiel nicht auch uns Heutigen etwas zu sagen? Dabei soll es natürlich nicht darum gehen, seine Ernährungsweise zu imitieren, denn vom Buddha ist ebenso überliefert, dass er im Alter extrem hinfällig und gebrechlich war. Vom Gesundheitsideal, wie es zum Beispiel die betagten Hunzas vorleben (Kapitel 7 und 18), war er im Alter weit entfernt. Deshalb bleibt es unser Ziel, uns auf eine optimale Gesundkost auszurichten. Jedoch kann der Weg der Mitte eine Richtschnur für uns sein, indem wir auf der einen Seite zwar den Versuchungen der unnatürlichen Zivilisationskost allmählich entsagen, auf der anderen Seite aber auch nicht verdrängen.

Der Mechanismus der Verdrängung, der in den letzten drei Kapiteln beschrieben wurde, ist einem Schlauchboot vergleichbar. Es hebt sich an der gegenüberliegenden Seite, wenn wir eine Seite unter Wasser drücken. Sobald wir das Negative, unsere Schwächen und Fehler, an einer Stelle unterdrücken, wird es an einer anderen Stelle umso deutlicher hervortreten. Möchten wir mit einer enormen Willens- und Kraftanstrengung die Gesamtheit unserer Schwächen und Fehler unter der Wasseroberfläche verschwinden lassen, so wird das nur kurzfristig möglich sein. Ein Schlauchboot, das mit Gewalt unter Wasser gedrückt wurde, wird mit Vehemenz emporschießen, sobald der Druck wegfällt, in einer Weise, die nicht mehr zu kontrollieren ist. Möchten wir das Schlauchboot dauerhaft versenken, so geht das nur, wenn wir Kammer um Kammer die Luft ablassen. Wir lassen damit also das Negative frei und verstecken es nicht mehr. So kann es sich umwandeln in Positives, in frische gute Atemluft. Das Schlauchboot unserer Sorgen und Probleme wird dann von ganz alleine untergehen. Das ist der Weg ohne Zwang und Druck. Das ist der Weg der Auflösung und nicht der Verdrängung.

Das führt auf dem Weg der Ernährung zu einem sanften Stufenweg, um den es hier gehen soll. Der Weg zur Vervollkommnung besteht nicht einfach im „Weglassen" (von Fleisch, von Zucker, von allem Gekochten usw.). Das Weglassen an sich führt noch zu keiner harmonischen Entwicklung, das Weglassen an sich ist nur ein Unterdrücken. Das Äußere wandelt sich durch das Innere, das heißt, ein innerer Wandel ermöglicht uns den äußeren Wandel ohne das Gefühl eines Verzichts. Andererseits führen auch unsere inneren Schritte noch zu keinem ganzheitlichen Fortschritt, wenn wir im Äußeren keine neuen Verhaltensmuster bewusst studieren und eintrainieren. Hierfür gibt es die verschiedenen Ernährungssysteme, und ein Mensch auf dem „inneren Weg" sollte sie nicht einfach als „äußerlich" abtun, denn die Ganzheitlichkeit umfasst eben alle Lebensbereiche. Allein für sich aber, ohne ganzheitlichen Hintergrund, ohne den Weg der sanften Transzendierung, können diese Ernährungssysteme unter Umständen mehr schaden als nützen.

Ursprünglich wollte ich ein Rohkost-Buch erst dann schreiben,

wenn ich einmal genug praktische Erfahrungen mit der hundertprozentigen Rohkost hätte. Ich wollte nicht als bloßer Theoretiker dastehen. Jedoch bin ich mit mir selbst im Reinen. Denn die Auffassung, die ich hier darlegen und vertreten möchte, ist ja gerade, dass ein Übergang in der Regel schrittweise erfolgen sollte. Meine Schritte tue ich, nur Sprünge sind nicht meine Sache. Die Ernährung ist ein Ausdruck unseres Bewusstseins. Wie dieses allmählich fortschreitend in Schüben wächst, so sollte sich auch die Ernährung wandeln. Die Menschen, die die eine große Erleuchtung finden, die mit einem Schlag alles wandelt, sind die Ausnahmen. Sie haben schon in den vorhergegangenen Inkarnationen ihren allmählichen Stufenweg durchschritten. Die meisten Menschen entwickeln sich in ihrem derzeitigen Leben nicht mit einem großen Erleuchtungsknall, sondern allmählich wie ein Baum: vom Samen über den Schößling zum mächtigen Baum. Und ist nicht eine solche Entwicklung viel solider? Natürlich kann eine solche Anschauung leicht als Ausrede dafür herhalten, dieses oder jenes Laster noch viel zu lange zu behalten. Das ist eine Gefahr. Aber das zu schnelle Wachstum bzw. die zu schnelle Umstellung in der Lebensweise birgt in sich auch Gefahren. Sadhu Sundar Sing, ein indischer Urchrist (1889-1929, verschollen), sagte einmal:
„Der Bambus wächst zwar einen Meter an einem Tag, aber innen drin bleibt er leer und hohl.“

Hier haben wir also unseren „Weg der Mitte“ zu finden, den allmählichen Umstellungsweg, die Mitte zwischen Beharren im Alten und zu schnellem Vorgehen durch Unterdrücken der alten Neigungen. Jede Umstellung - Weglassen von Alkohol, Fleisch, Zucker oder jeglicher Kochkost - zieht eine Reinigung der Zellen nach sich. Durch die Rohkost-Autoren Prof. Arnold Ehret[28] und Prof. Dr. Helmut Wandmaker[29] erfahren wir, dass sich bei der reinen Obstrohkost die Überschwemmung mit Reinigungsgiften aus den Zellen zu einer bedrohlichen Krise ausweiten kann. Daran ist dann keineswegs das Obst schuld, sondern die vorangegangene jahrzehntelange Fehlernährung. In einem solchen Fall muss dieser Überschwemmung mit Reinigungsgiften durch eine etwas weniger reinigende Kost, wie z.B. Reis mit gedämpftem Gemüse, entgegengewirkt werden.

Doch der Körper ist ein Abbild der Seele: Auch die Seele reinigt sich. Besonders bei Fastenkuren ist es bekannt: Mit der Reinigung des Körpers kann auch auf der seelischen Ebene Manches hochkommen (unbewältigte Konflikte, Unverziehenes, verdrängte Wünsche z.B. auf beruflicher oder partnerschaftlicher Ebene). Sind wir da grenzenlos belastbar? Besteht auf der seelischen Ebene nicht ebenso die Gefahr einer Überlastung wie auf der körperlichen Ebene? Und wenn das weniger gesunde Essen oftmals die Funktion einnimmt, etwas auf der seelischen Ebene zu kompensieren: Ist es dann der beste Weg, sich einfach dieser Ersatzbefriedigung zu berauben oder ist es nicht sinnvoller, erst einmal jenes Vakuum, das uns zu unseren ungesunden Süchten antrieb, zu analysieren und konstruktiv aufzufüllen?

Stellen wir uns einmal einen alles essenden Normalverbraucher vor, mit seinen vielen schädlichen Gewohnheiten. Jede Gewohnheit ist entweder eine Sucht oder steht in Gefahr, zu einer Sucht zu werden - wer will die Grenze ziehen? Er raucht, braucht am Morgen seinen Kaffee, trinkt Alkohol, isst Fleisch, Fisch und Ei, mit Zucker Gesüßtes, mit Gewürzen Gewürztes, mit Soßen Verfeinertes, Weißbrot, Hülsenfrüchte und allerlei gekochte Speisen. Um seine verschiedenen Unpässlichkeiten zu bekämpfen, nimmt er Medikamente, wenn er nicht noch andere Drogen nimmt. Er folgt den Launen seines Körpers in der Meinung, das sei Lebensqualität. Nun hört er von der gesunden Lebensweise und den Gesetzen der Natur. Soll er nun mit einem Mal alles lassen?
Es gibt Ausnahmen, wo einem Menschen, der vor einer schwer-

wiegenden Operation steht oder dem die Schulmedizin nicht mehr lange zu leben gibt, nur noch die sofortige Umstellung auf Pflanzliche Rohkost helfen kann. Ich gehe aber hier mal vom Normalfall aus, von einem Menschen, der sich mit einer als normal empfundenen Halbgesundheit arrangiert hat, weil er es nicht anders kennt, und der nun das erste Mal von der gesunden Lebensweise hört.

Helmut Wandmaker sagt: „Abstinenz ist leichter als Mäßigkeit". Aber muss denn Abstinenz bedeuten, alle Laster auf einmal aufzugeben? Wenn der „Normalköstler" erst einmal beginnt, nur EINE seiner vielen Süchte aufzugeben, so wäre damit doch schon viel gewonnen! Nehmen wir einmal an, er lässt zuerst jeglichen Alkohol vollkommen weg. Damit hat er bereits genug zu tun, für nicht Wenige wird das sogar zu einem Lebensthema! Die Versuchungen entstehen, die sozialen Anlässe kommen, wo er neue Verhaltensmuster einzuüben hat. In unserer verdrehten Gesellschaft muss sich ja nicht derjenige rechtfertigen, der Alkohol trinkt, sondern sonderbarerweise der, der keinen trinkt! Es kommen die einsamen Momente, die früher so schön mit Alkohol „aufzufüllen" waren. All das ist erst einmal zu bewältigen, während unser „Multi-Sünder" weiterhin raucht und Fleisch isst und Schokolade nascht und, und, und....
Es ist nur ein Schritt, aber jeder Schritt in die richtige Richtung zählt. Indessen würde die Forderung nach der reinen rohköstlichen Lebensweise diesen Menschen bloß abschrecken und dazu führen, dass er *gar keinen* Schritt tut.

Wenn er damit eine Zeit lang (Wochen, Monate oder Jahre, je nachdem) gut zurechtkommt und alle dazugehörigen Versuchungen und Rückfälle durchlebt und gemeistert hat, kommt er dann zum nächsten Punkt, sagen wir mal dem Fleischessen. Nun muss er wieder lernen, als Vegetarier mit den Reaktionen seiner Umwelt und mit den Reaktionen seines eigenen Körpers zurechtzukommen. Erst wenn er damit im Reinen ist, gewöhnt er sich vielleicht das Rauchen ab. Nun muss er wieder eine neue Rolle erlernen, muss lernen, als Nichtraucher die Raucher zu akzeptieren, ohne sie zu beneiden, muss dahinter kommen, welches Defizit, welche Schwäche, welche Unsicherheit ihn bisher immer dazu zwang, mit der größten Ernsthaftigkeit und unter beträchtlichem finanziellen Aufwand an einer glimmenden Papierrolle mit fremdländischen Kräutern zu saugen. Wenn er das überwunden hat, dann kommt, sagen wir mal der Zuckerkonsum, dann Milch und Eier, dann vielleicht noch jegliches Gekochte und Gedünstete bis dann eben nur noch das übrig bleibt, was am Anfang nur ein unscheinbares Randdasein in seiner Ernährung gespielt hat: die Pflanzliche Rohkost.

Die Aussage „Abstinenz ist leichter als Mäßigkeit“ würde ich also nicht auf das ganze Gewohnheitenbündel auf einmal beziehen, sondern zunächst nur auf eine einzelne Gewohnheit, wobei Ausnahmen und Rückfälle natürlich vorkommen und wichtige Erfahrungen sein können. Der amerikanische Rohkost-Pionier Viktoras Kulvinskas schreibt: „In der Übergangszeit wird man anfallsweise von der Lust auf bestimmte Lebensmittel gepackt, sei es Käse, Knoblauch, Fisch, seien es Eier oder Pfefferschoten. Man gebe dem Gelüst nach, aber mit Maßen und möglichst nur ausnahmsweise. Es kann sogar einem diätetischen Bedürfnis entspringen.“ 30

Die Abstinenz bedarf oft mehrerer Anläufe und die Rückfälle, die man sich in Maßen gönnt, können einem helfen, sich vom Alten wirklich innerlich zu lösen. Reihenfolge und Tempo bestimmt natürlich jeder selbst. Wenn man sich nur auf das Weglassen konzentriert, denkt man doch nur die ganze Zeit an das, wessen man sich enthält. Wenn man sich aber mehr darauf konzentriert, dessen Anteil in der Ernährung größer werden soll, die Pflanzenkost oder die rohe Pflanzenkost, je nachdem, verschwindet das, was man weglassen will, mehr und mehr von alleine. Dann geschieht die Umstellung ohne diese fanatische Selbstkasteiung, die man als Disziplin hinstellt, die aber unsere alten Muster nicht auflöst, sondern nur unterdrückt. Dieser Unterschied ist sehr wichtig und bedeutsam.

Jeder Mensch befindet sich auf einer anderen Bewusstseinsstufe und die Ernährung ist ein Ausdruck unseres Bewusstseins. Deshalb gibt es nicht DIE richtige Ernährung für alle Menschen. Sondern jeder Mensch muss für sich herausfinden, was für ihn in seiner jeweiligen Entwicklungsphase angemessen ist und worin für ihn im Moment der nächste Schritt bestehen kann. Helmut Wandmaker beschreibt mit einem gewissen Bedauern seinen langen Weg zur Rohkost über Waerland und das Vollkorngetreide [29]. Aber vielleicht war ja auch dieser Weg, der ihm selber als Umweg erscheint, nicht zufällig und nutzlos, sondern für seine Entwicklung sinnvoll und notwendig. Dennoch gibt es natürlich unumstößliche Naturgesetze, auf die wir uns zu bewegen, wenn die Richtung stimmt. Deshalb bin ich auch für die Erfahrungen Helmut Wandmakers, für die er nach eigenem Bekunden „viel Lehrgeld bezahlt" hat, sehr dankbar.

Aber ich weiß auch, dass ich im Sinne der oben beschriebenen stufenweise Umstellung trotz allen Wissens ebenso meine Zeit benötige und dass alle Erfahrungen, auch die leidvollen, für mich sehr wertvoll sind. Zur Illustration hier also kurz mein eigener persönlicher Ernährungsweg: Über die Beschäftigung mit Yoga-Literatur und urchristlicher Literatur bin ich mit 18 Jahren Vegetarier geworden. Alkohol, Nikotin und Kaffee habe ich nur über gelegentliche Versuche kennen gelernt, waren aber für mich nie besonders anziehend. Wohl aber Nudeln, Pizzas und Süßspeisen. Ich war also ein richtiger „Puddingvegetarier", mit den dazugehörigen Symptomen (getreu der Lehren Helmut Wandmakers): Dauerschnupfen, der sich zweimal im Jahr zu starken Erkältungskrisen steigerte, sehr schlechte Durchblutung in Händen und Füßen (im Winter natürlich besonders beeinträchtigend), starke Müdigkeit am Nachmittag und nicht zuletzt immer wieder starke Migräneanfälle. Und das alles als Vegetarier, wo ich doch am eigenen Körper den Beweis dafür antreten wollte, dass der Vegetarismus besonders gesund ist! Nach etwa acht Jahren „Pudding-Vegetarismus" stieß ich dann auf Are Waerland und war begeistert. Allein das hundertprozentige Weglassen des Zuckers in meiner Ernährung führte zu einer merklichen Verbesserung meiner Verfassung. Dabei half mir die Erkenntnis, dass der Körper den raffinierten Zucker in keiner Weise braucht Es handelt sich also um ein bloßes Suchtmittel. Weniger Erkältungen, weniger Müdigkeit und zunächst einmal KEINE Migräneanfälle mehr. Aber das war noch nicht die Heilung. Dauerschnupfen, schlechte Durchblutung und gelegentliche leichtere Kopfschmerzen blieben mir erhalten.

Von Anfang an empfand ich einige Inkonsequenzen in der Waerland-Ernährung. Es ist schon merkwürdig, wenn gerade jemand, der die artgemäße natürliche Ernährung propagiert, auch die Kuhmilch für den Menschen mit einbezieht. Auch wird bei Waerland nicht deutlich, warum er zwar den Wert der Rohkost erkennt und betont, aber eine hundertprozentige Rohkost-Ernährung, außer als Heilkost für Kranke, nicht einmal in Erwägung zieht. Dennoch sind seine Grundprinzipien und seine Geisteshaltung für mich immer noch bahnbrechend und die Grundlage. Seine etwas irrational zusammengestellte Kostform kam meinem Wunsch nach sanfter, mäßiger Umstellung entgegen. Bei Waerland habe ich nie das Gefühl, wie bei hundertprozentiger Rohkost, auf etwas zu verzichten. Der Mensch hungert eben einfach nach den Geschmackserlebnissen, die seinem derzeitigen Entwicklungsstand entsprechen. Und dieser Entwicklungsstand setzt sich aus Allem zusammen, was das Leben ausmacht: der Grad der Zufriedenheit in Beruf und Partnerschaft, wie man sich kleidet, wie man wohnt, wie man seine Freizeit verbringt, wie man über seine Mitmenschen denkt usw.. Manche Rohköstler steigern sich ja in die Idee hinein, man bräuchte nur seine Ernährung umzustellen und sofort wäre die persönliche Entwicklung in unermessliche Höhen hinaufgeführt. Die Ernährung muss mit unserer sonstigen Lebensweise harmonieren. Unsere Gesamtentwicklung kann sicher nicht mit einem selbst auferlegten Druck durch festgelegte Ernährungsprinzipien forciert werden. Sie verläuft stufenweise. Kaum einer ist noch ganz egoistischer Triebmensch oder schon ganz selbstloser Erleuchteter. Die meisten von uns - und ganz gewiss die Leser und Autoren von Büchern wie diesem - befinden sich auf ihrem Entwicklungsweg irgendwo dazwischen. Dem sollte die Ernährungsweise Rechnung tragen. Meine Erfahrung mit der Zucker-Enthaltsamkeit ist ein Beispiel dafür.

Mit 26 Jahren habe ich also begonnen, den Zucker konsequent aus meiner Ernährung zu verbannen. Ich achtete sehr streng darauf, auch keinen „versteckten" Zucker in Getränken, Konserven oder Soßen zu mir zu nehmen. Da ich ein Süßschnabel bin und der süße Nachtisch für mich der krönende Abschluss jeder Mahlzeit war, hielt ich das für ein sehr kühnes und schweres Unterfangen. Aber es war körperlich gar nicht so schwer, weil der Körper eben tatsächlich überhaupt keinen zugesetzten Fabrikzucker braucht. Meine Genusssucht verlegte sich eben auf die von Waerland erlaubten und empfohlenen Speisen: gutes, kräftiges Vollkornbrot mit Käse und Zwiebeln, gekochte Getreidespeisen (wenn auch nicht immer in Form der „Waerland-Kruska", einem Getreidebrei aus frisch geschrotetem Korn), Pellkartoffeln in der Schale mit kaltgepresstem Öl. Das fiel mir gar nicht so schwer. In der Zeit hatte ich auch keine Migräneanfälle. Dennoch war ich nicht ausgeglichen. Es dauerte eine Weile, bis ich mir dessen bewusst wurde, wie ich über meine Mitmenschen dachte: Ich verachtete sie. Ich, der ich den „satanischen" Zucker so penibel aus meiner Ernährung verbannt hatte, musste mit ansehen, wie die Menschen in meiner

Umgebung ungehemmt Kuchen, Torten und Puddings verzehrten! Sie lieferten sich diesem Satan ungehemmt aus! Wie konnten sie nur?! Wie konnte man bloß so unwissend, ahnungslos, von Blindheit geschlagen durchs Leben wandeln? Ich habe nichts gesagt, nur wissend und mitleidig zugeschaut. Aber das, was in meinen Gedanken vorging, war nicht in Ordnung. Ich habe nämlich nicht nur die Handlungsweisen meiner Mitmenschen verachtet, sondern meine Mitmenschen selber. Ich war kein liebevoller Zeitgenosse mehr. Ich war vielleicht zu einem relativ gesunden, aber hochmütigen, überheblichen und leicht reizbaren Zeitgenossen geworden. Es dauerte eine Weile, aber es dämmerte mir schließlich, dass unter der Verachtung der Neid liegt. Es dämmerte mir, dass es ein sicheres Zeichen von Verdrängung ist, wenn ich die Menschen wegen ihrer Genusssüchte verachte. Es dämmerte mir, was der Unterschied zwischen Unterdrückung und Sublimierung bedeutet. So begann ich, mich wieder in Maßen den süßen Sachen hinzugeben und zwar auch in Gemeinschaft und demonstrativ. Ich wollte lieber meine Zähne, meine Enzymreserven und mein Knochengerüst riskieren, als meine seelische Ausgeglichenheit. Es ist nur ein schmaler Grat dazwischen, dass man die Handlungsweisen der Menschen ablehnt und dass man die Menschen wegen ihrer Handlungsweisen selber ablehnt. Sobald ich aber meine Mitmenschen selber ablehne, sobald ich mich wegen meiner „reinen Lebensweise" über sie stelle, ist es ein sicheres Zeichen dafür, dass ich meine eigenen Genusssüchte nicht wirklich verarbeitet, sondern nur verdrängt habe. Bei vielen findet dann eine Suchtverlagerung statt. Andere „erlaubte" Laster nehmen dann dafür einen höheren Stellenwert ein. Oder es äußert sich wie bei mir in Hochmut und erhöhter Reizbarkeit. Wenn man auf einem solchen Irrweg ist, sollte man dann nicht lieber einmal die heilige Konsequenz fahren lassen, um zu ergründen, was da eigentlich im Inneren abläuft? Muss man nicht erst ergründen, was man mit seinen Genusssüchten eigentlich kompensieren will, ehe man sie verteufelt und gewaltsam aus seinem Leben verbannt?

Als ich dann mit etwa dreißig Jahren auf Ehret und Wandmaker, die Pioniere der reinen Rohkost stieß, war es mir also noch nicht einmal gelungen, ein konsequenter Waerlandist zu sein. Dafür hatte ich schon Einiges über Fanatismus gelernt. Die Auffassung von der Ernährungsumstellung als kühner Sprung war mehr und mehr der Sichtweise von einer behutsamen aber beständigen Entwicklung gewichen. Der Weg der Selbstbeobachtung ist ein langwieriger Lernprozess. Ein fremdes Land kennen zu lernen ist nicht mit der Einreise getan, sondern wenn man das Land liebt, dann hört das Kennenlernen nie auf.

Helmut Wandmaker fordert in seinem Buch „Rohkost statt Feuerkost“[31]: „Befreie Dich vom Übergangswahnsinn!“ Ist aber nicht das ganze Leben eine fortwährende Entwicklung und somit ein einziger „Übergangswahnsinn“?! Mit diesem Hintergrund gelangt man zu einer anderen Haltung: Es kann nicht darum gehen, den Prozess zu diskreditieren und das Ergebnis vorwegzunehmen. Sondern es muss im Gegenteil darum gehen, sich endlich für den Prozess zu öffnen. Sich einfach auf etwas Neues einzulassen, um zu schauen, was passiert. Erfahrungen zu machen und dann weiter zu schreiten. Natürlich können wir von den Erfahrungen Anderer lernen. Aber sie können uns den eigenen Prozess nicht ersetzen. Sich für den Vegetarismus zu öffnen, heißt, seine Ernährung und seinen Lebensstil ganz neu zu erfinden. Es kann auch nicht darum gehen, eine Ernährungsweise als die einzig richtige hinzustellen. Wenn man prozessorientiert denkt, gibt es für jeden Menschen auf seiner Entwicklungsstufe, in seiner Klimazone und mit seinen äußeren Möglichkeiten eine ganz eigene optimale Ernährungsweise und ganz eigene Schritte, die für ihn als Nächstes anstehen. Man kann nur allgemeingültige Gesetzmäßigkeiten formulieren, die dem Einzelnen helfen können, in seiner individuellen Entwicklung voranzukommen, seine Gesundheit zu verbessern und sein Verhältnis zu den ausgebeuteten Tieren zu überdenken.

Wie verhält es sich nun mit unserer Haltung zu den Tieren, die wir doch als Vegetarier vor der menschlichen Ausbeutung bewahren wollen (siehe Kapitel 13)? Steht eine stufenweise allmähliche Umstellung nicht im Widerspruch dazu? Die Schädlichkeit der Geisteshaltung einer übertriebenen Konsequenz ist auch in der Tierrechtsbewegung manchen bewusst geworden. Ich zitiere aus einer Rezension des Buches *Henry Spira und die Tierrechtsbewegung* von Peter Singer [32]:

„Spira ging es nicht um seine moralische Reinheit, sondern um reale Veränderungen. Seine nicht bestreitbaren Erfolge sollten der Seite derer, welchen es nicht immer um alles (und damit letztlich um nichts) geht, Auftrieb verleihen. Der andere Aspekt könnte sich für die deutsche Tierrechtsbewegung als noch bedeutender erweisen. Eine wichtige Grundüberzeugung Spiras lautete:

‚Teile die Welt nicht in Heilige und Sünder ein'. Gemäß diesem Grundsatz hatte er auch keine ‚Berührungsängste', mit Vertretern von Kosmetik oder Fast-Food-Firmen zu sprechen. Dies mag zwar auch taktisch durchaus klug gewesen sein, in erster Linie aber kam hier Spiras Lebensphilosophie zum Ausdruck: ‚Menschen können sich ändern. Ich habe früher Tiere gegessen und mich dabei nie als Kannibale gefühlt.'

Wie weit sich manche Teile der deutschen Tierrechtsbewegung in diesem Punkt von Spira unterscheiden, zeigt sich leider oft schon im Umgang miteinander, wenn die Aufteilung ‚Heilige und Sünder' schon bei der Beurteilung des Menschen nach seiner ‚veganen Weste' beginnt. Wie absurd dies ist, kann man sich an folgender Analogie verdeutlichen: Eine Frau setzt sich stark für Menschen in der sog. ‚Dritten Welt' ein. Sie konzentriert sich vor allem auf die Schaffung von Arbeitsprojekten, deren Produkte erfolgreich in ‚Dritte-Welt-Läden' verkauft werden. Ein paar Leute, die sich in diesem Bereich engagieren, trafen sich mit dieser Frau in einem Restaurant. Als die Leute ankamen, stellten sie entsetzt fest, daß sich die Frau einen Kaffee bestellt hatte. Der Gruppe war sofort

klar, daß dies mit Sicherheit ein ‚Ausbeuter-Kaffee' war und konnten unter diesen Umständen nicht mit dieser Frau zusammenarbeiten.
Dies ist natürlich eine Geschichte, die in der Wirklichkeit nicht vorkommt (wirklich? Anm. des Autors), eine ähnliche Variante übersetzt in die Tierrechtsbewegung wäre aber völlig normal. Das Beispiel ließe sich wohl eher noch verschärfen. Um kein Missverständnis aufkommen zu lassen: Natürlich ist es wichtig, so gut es geht die Nachfrage nach tierischen ‚Produkten' zu vermindern und die Alternativen zu fördern, aber man kann sich des Eindrucks nicht erwehren, daß dieses gesellschaftliche Ziel etwas aus den Augen geraten ist und es nur noch um persönliche Reinheit geht. Veganismus wird so zur Glaubensfrage und zur Ersatzreligion. Zwei fatale Auswirkungen bringt dieser dogmatische Veganismus zwangsläufig mit sich: Zum einen werden Mitmenschen nur noch über bestimmte Eigenschaften und ‚Leistungen' definiert und damit auf einen Teil ihrer Persönlichkeit reduziert. Zum anderen schaufelt sich die Tierrechtsbewegung ihr eigenes Grab, da sie auf diese Weise niemals ihrem eigenen Anspruch gerecht werden kann und somit notorisch angreifbar und widersprüchlich bleibt. (...)
Eine phantasievolle, undogmatische, fair miteinander kommunizierende und zugleich selbstkritische Tierrechtsbewegung könnte die Tierrechtsidee in Deutschland neu beleben..." [32]

Den Ernährungsreformern stünde also gut zu Gesicht, was sie für sich selbst auch von ihrer Umwelt erwarten: eine tolerante Haltung. Wie in diesem Kapitel herausgearbeitet wurde, hat die Toleranz mit der Umwelt auch viel mit der Toleranz gegenüber den eigenen Schwächen zu tun. Der Weg des ethischen Vegetariers wird zu einer Gratwanderung: Auf der einen Seite die Toleranz und das Einlassen auf langwierige Prozesse. Auf der anderen Seite aber das Elend der Tiere, das nach sofortiger Erlösung schreit. Wie ist dieser Konflikt zu lösen?

Hier hat jeder seinen eigenen Mittelweg zu finden. Nur muss dazu gesagt werden, dass der Verzicht auf Produkte vom getöteten Tier eigentlich von jedem sofort vollzogen werden kann. Die vielfältigen Ersatzstoffe für Fleisch und Wurst (Tofu, Seitan.../siehe Kapitel 13) erlauben es dem Fleischesser, seine Ernährungsweise ohne jede Einschränkung beizubehalten und verlangen nur eine Änderung der Einkaufsweise. Mit der fortschreitenden Entdeckung des Reichtums der Pflanzenwelt braucht man natürlich auch bald diese Ersatzstoffe nicht mehr. Nur der Verzicht auf die Produkte vom lebendigen Tier (Eier und Milch) bedarf in der Regel eines länger andauernden Prozesses.
Eine ausschließliche Pflanzliche Rohkost sehe ich immer noch als das Ideal an und bin davon überzeugt, dass sie uns bei einem entsprechenden Entwicklungsstand alle Nährstoffe bieten kann, die wir zu einer vollkommenen Gesundheit benötigen. Jedoch ist für die Ernährungsumstellung die Einstellung des „Ganz oder gar nicht!" blockierend, weil sie uns unnötig unter Druck setzt. Eine himmlische Ernährung allein macht aus uns noch keine Engel. Man belügt sich selbst, wenn man das glaubt und die Mangelzustände übergeht, die daraus resultieren, dass man die entsprechende Entwicklungsstufe noch nicht erreicht hat. Nach Viktoras Kulvinskas und David Wolfe ist die reine Mono-Früchte-Rohkost (immer nur eine Frucht zu einer Mahlzeit) auch deshalb nur bedingt empfehlenswert, weil sie uns besonders anfällig macht gegenüber schädlichen Umwelteinflüssen. Die Gifte dringen nach dem Prinzip der Osmose natürlich immer in Räume ein, in denen eine geringere Konzentration herrscht. Das erklärt die besondere Empfindlichkeit des total entschlackten Gesundköstlers. Demnach wäre eine solche Ernährung also nur für das Leben auf einer einsamen Insel empfehlenswert - oder eben für jene hohen himmlischen Planeten, wo sie ohnehin Standard ist.

Die meisten Ernährungsbücher beschäftigen sich nur mit einer himmlischen Idealkost und der gutbürgerlichen Schlechtkost, also nur mit Schwarz und Weiß. Aber das Dazwischen, die vielen Graustufen klammern sie aus. Das kann nur manche Menschen zu einer Ernährungsumstellung bewegen. Die meisten schreckt das ab, weil sie diese plötzliche Total-Kehrtwendung als Einschränkung empfinden, ja als Mangel. So wird ja auch häufig argumentiert, sie würde Mangelzustände hervorrufen (Mangel an Eiweiß, Mangel an Vitamin B12 etc.). Ob das physiologisch so ist, darüber streiten die Lehrbücher, doch die psychologische Seite dieser Befürchtungen ist offensichtlich: Furcht vor Einschränkung. Und wenn Gedanken Kräfte sind, so kann auch diese Furcht tatsächlich Mangelerscheinungen hervorrufen (selbst wenn man sie noch so gründlich verdrängt). Wenn man aber die Ernährung im Zusammenhang mit der Bewusstseinsentwicklung des Menschen sieht, so gibt es nicht einen festgelegten Nährwertbedarf für alle Menschen, sondern jeder Mensch hat gemäß seinem Entwicklungsstand andere Bedürfnisse. Die höhere Ernährung produziert dann keine empfundenen oder physiologischen Mangelzustände mehr, wenn sie Ausdruck ist einer höheren Stufe ganzheitlicher Entwicklung.

Es gibt eine Erzählung von Hermann Hesse (18771962), die heißt *Dr. Knölges Ende*. Darin wird ein biederer Kurgast mit Anzug, Monokel und Taschenuhr von einem fanatischen Lebensreformer erschlagen, der am Schluss triumphierend nackt auf einem Baum sitzt und keine menschlichen Laute mehr von sich gibt. Obwohl ich ein großer Hesse-Freund bin, habe ich diese Erzählung immer abgelehnt. Ich sah darin eine Diffamierung der vegetarischen Bewegung, ein Ablehnung des „Zurück zur Natur", weil es falsch verstanden wurde. Der stets kränkelnde, morgenmufflige und sein halbes Leben an Gicht und Rheuma leidende Hesse, der an einer fortgeschrittenen Leukämie schließlich starb, schien selbst der beste Beweis dafür zu sein, dass er mit seiner Ablehnung der vegetarischen Bewegung im Unrecht war. Mit etwa dreißig Jahren war er mit ihr über seine Freundschaft mit Gusto Gräser und dessen Lebensgemeinschaft auf dem Monte Ascona in Berührung gekommen. Es war seine Entscheidung, dass er von dieser Erfahrung keine Anregung für seine Lebensweise und Ernährung übernehmen wollte. Seine in den Vierziger Jahren seines Lebens beginnende Krankheitsgeschichte war die logische Folge, wie sie die Ernährungslehrer für die Konsumenten von Fleisch, Alkohol, Nikotin und Kaffee voraussagen. Dass Hermann Hesse im Alter im persönlichen Umgang ein so gereizter und schwieriger Mensch war wie Zeitgenossen berichten, hatte meines Erachtens vor allem mit seiner schlechten körperlichen Verfassung zu tun. Da die Folgen für seine Gesundheit so offensichtlich sind, sollte man doch auch von einem solchen Negativ-Beispiel lernen!

Heute muss ich aber sehen, dass in seiner Erzählung *Dr. Knölges Ende* auch ein wahrer Kern steckt. Wenn das „Zurück zur Natur" bedeutet „Zurück zur Wildnis", entsteht ein falscher Magnetismus, läuft die Entwicklung in eine falsche Richtung. Das „Zurück zur Natur" bedeutet heute für mich „Zurück zum Paradies", also zurück zum Garten (persisch paradies = Garten), zurück zum Kultivierten, zurück zur wahren Kultur, zurück zum Göttlichen. Das wahre Vorbild ist nicht der Affe, wie es heute tatsächlich manche Ernährungslehrer zu proklamieren scheinen, sondern Jesus. Die Rohkostbewegung nimmt in der Regel die Vorgeschichte des Menschen als Affe auf den Bäumen als gegeben hin, obwohl es bis heute noch keine Beweise hierfür gibt. Wenn dem so ist, dann ist das verlorene Paradies tatsächlich die Wildnis und unsere ganze Zivilisation möglicherweise nichts als ein Irrtum, der wieder rückgängig gemacht werden sollte. Möglicherweise stammen aber die Menschen auch von feinerstofflichen Wesen anderer Planeten ab, die sich allmählich vom Göttlichen entfernt und daher „verdichtet" haben, durch eine „Devolution" [33]. Dann spielte sich unsere Vorgeschichte nicht auf den Bäumen ab, sondern in den Tempeln

untergegangener Hochkulturen. Und dann ist es unsere Aufgabe, unsere Zivilisation wieder zu einer Hochzivilisation zu führen, die sich im Einklang mit der Natur entfaltet, dann ist das Paradies ein Garten, und Jesus ist der Prototyp des Neuen Menschen im Neuen Zeitalter.
Auch Hermann Hesse ist auf seine Weise seinen Weg „zurück zum Paradies“ gegangen. Heute möchte ich weder ihn noch sonst irgendjemanden für seine Lebensweise verurteilen, und wenn das alles ist, was ich in meinen langen „Kompromiss-Jahren“ gelernt habe. Das Ziel des Erdenlebens ist nicht die perfekte Rohkost, sondern die ganzheitliche spirituelle Höherentwicklung. Die Ernährung ist nur ein Teil davon, aber ein wichtiger Teil. Um für eine stufenweise Entwicklung auf dem Ernährungsweg Anhaltspunkte zu geben, habe ich folgenden Stufenweg entworfen. Dabei bin ich davon ausgegangen, dass uns abwechselnd eine gesundheitliche und eine ethische Motivation antreibt, um den nächsten Schritt zu vollziehen. Natürlich ist diese Zuordnung oberflächlich, denn immer spielt beides eine Rolle. Ja, das Faszinierende an dem Ernährungsweg ist, dass das, was die Ethik fordert, auch gleichzeitig von gesundheitlichem Vorteil ist und umgekehrt. Was für die eigene Gesundheit gut ist, davon profitieren auch die Tiere, die Umwelt und die Bekämpfung des Welthungers. Angesichts dieser erstaunlichen Korrelationen dürfte es nicht schwer fallen einzugestehen, dass es Naturgesetze bezüglich unserer Ernährung gibt, die uns ganz eindeutig die Richtung vorgeben: hin zur biologisch gezogenen Pflanzlichen Rohkost!

Wenn man jedoch in einer Schwarz-Weiß-Sichtweise als einzige Alternative zur reinen Früchte-Rohkost die gutbürgerliche Schlechtkost hinstellt (mit allen Übeln wie Fleisch und Weißmehlprodukten, Alkohol und Nikotin), so wird sich ja jeder sagen, der sich für die reine Früchte-Rohkost noch nicht bereit fühlt, dass er dann gar nichts ändert und seinen althergebrachten Lebensstil beibehält. Wenn aber die verschiedenen Graustufen berücksichtigt werden, kann jeder sich selbst einordnen, wo er steht und demzufolge feststellen, worin für ihn der nächste Schritt bestehen kann. Dabei bleibt es natürlich immer noch einem jedem vorbehalten, im Schwung der Begeisterung oder aus Gesundheitsgründen die eine oder andere Stufe zu überspringen. Jedoch ist es sicher empfehlenswert, die einzelnen Stufen zu berücksichtigen und sie gegebenenfalls, wenn es einem leicht fällt, eben etwas schneller abzuhandeln. Hierbei sei die Erkenntnis des Instincto-Therapeuten Guy-Claude Burger zu beachten, dass der wahre Naturweg niemals über Entbehrung und Askese führe, sondern immer über Freude und Genuss. Natürlich kann man einwenden, dass jeder Entwicklungsweg anders aussieht. Aber vielleicht kann eine solche Stufenaufstellung zumindest dazu beitragen, die blockierende Schwarz-Weiß-Sichtweise in der Ernährungsumstellung zu überwinden und sie mehr als einen fortschreitenden Prozess zu begreifen. Außerdem gibt es Übereinstimmungen in den meisten Fällen, so dass klare Gesetzmäßigkeiten erkennbar werden.

So vertritt z.B. Arshavir ter Hovannessian (Aterhov) in seinem Buch *Rohkost* [34] folgende irrtümliche Auffassung: „Der schwierigste Schritt ist die Abwendung vom Fleisch. Der Ersatz der Kochkost durch Rohkost ist dann nur noch ein kleiner Schritt.“. Die Beobachtungen zeigen jedoch jedem aufgeschlossenen Wahrheitssucher, dass es sehr viel mehr Vegetarier als Rohköstler gibt. Und die Rohköstler mit unüberwindlichem Appetit auf rohes Fleisch sind, außer bei den Eskimos, erst recht sehr selten. Vielmehr trifft das zu, was David Wolfe in *Die Sonnen-Diät* [27] über den Übergang schreibt:

„Erhitzte Stärkenahrung (Brot, Pasta, Kuchen, Reis, Chips, Kartoffeln, Popcorn, Kekse) sind gewöhnlich die letzten Nahrungsmittel, auf welche die meisten Leute beim Übergang zur Rohkost verzichten möchten. Der Grund dafür besteht darin, dass erhitzte Stärke am meisten süchtig macht und den Blutzucker am stärksten beeinflusst.“

Der Verzicht auf Fleisch fällt dagegen den meisten Ernährungsbewussten relativ leicht ja, wird als eine Befreiung empfunden und der Verzehr von rohem Fleisch als Rohköstler wie es Aterhov und Guy-Claude Burger teilweise praktizierten oder der Konsum von rohem Kalbslebersaft in der Gerson-Diät ist als perverse Entgleisung anzusehen. Denn gerade das rohe Fleisch bzw. der rohe Tierleichensaft zeigt uns doch an unseren widerstrebenden Instinkten, dass der Mensch nicht zum Fleischverzehr bestimmt ist.

Die Reihenfolge im Ernährungsweg ergibt sich ganz natürlich daraus, dass zuerst das Belastendste aus der Ernährung eliminiert wird, wie Fleisch, Zucker und Alkohol, und dass die weniger gravierenden Fehler wie z.B. gedünstetes Gemüse zuletzt drankommen. So denke ich, dass folgende Stufeneinteilung trotz aller individuellen Unterschiede, die es immer geben wird, es einem Jeden erleichtern kann, sich einzuordnen und seinen nächsten Schritt zu sehen. Somit kann der persönliche Ernährungsweg von einem Weg der Entbehrung zu einem Weg der Freude und der ganzheitlichen Höherentwicklung werden.
Betrachtet man die Pflanzliche Rohkost als den „Mount Everest der Ernährung“, so gilt auch hier, was für jeden Bergsteiger gilt: Vor der Besteigung des Mount Everest ist es erst einmal zwingend notwendig, an kleineren Bergen zu trainieren. Jeder Bergsteiger wird seine Anforderungen stufenweise steigern und macht dabei grundlegende Lernschritte und Erfahrungen, die ihm bei dem letzten großen Ziel seines Weges hilfreich sein werden. Ich halte es, wie schon erwähnt, für sinnvoll, keine Stufe zu überspringen, allerdings mit zwei Ausnahmen:

- Die Trennkost ist als Stufe entbehrlich (mehr darüber in dem betreffenden Kapitel).
- Für einen Schwerkranken kann eine kurzfristige Umstellung auf die Pflanzliche Rohkost lebensrettend sein.

Und nun: Berg heil!

11. Gutbürgerliche Küche (hedonistische Motivation)

Mit der „Gutbürgerlichen Küche" ist die so genannte „normale" Lebensweise gemeint, nicht unbedingt die einheimische traditionelle Küche. Warum konnte denn die internationale Fast-Food-Kultur die einheimische traditionelle Küche so mühelos verdrängen? Weil sie sich im Grunde mit ihr auf einer Ebene bewegt: Weder die naturgemäße Auswahl noch die Qualität der Rohstoffe, weder die physiologisch richtige Zusammenstellung noch die schonende Zubereitung einer Mahlzeit spielen eine Rolle, sondern allein der vordergründige Effekt, der momentane Gaumengenuss.

Das Grundprinzip des „Normalköstlers" ist es, die Gaumengenüsse mit Lebensqualität gleichzusetzen. Das geht so weit, dass jemand, der auf offensichtliche Gifte wie antibiotika- und adrenalinangereicherte Tierleichenteile, Alkohol und Nikotin verzichtet, schon mal gefragt wird: „Was hat man denn da noch vom Leben?"

Die Frage ist eher umgekehrt zu stellen: Was hat man denn vom Leben, wenn man sich keine höheren Ideale setzt und aus dieser Leere heraus seine Gesundheit den Genüssen opfert, die unseren wahren physiologischen Bedürfnissen entgegenstehen? Die Folgen sind unsere zahlreichen Krankheiten, sind chronische Müdigkeit und Migräne, Sodbrennen und Verstopfung, Erkältungen und Zahnschmerzen, Gicht und Rheuma, Multiple Sklerose und Parkinson, Krebs und Siechtum. Da jedoch der „Normalköstler" den Kausalzusammenhang zwischen seiner Lebensweise und seinem Gesundheitszustand leugnet, sieht er die Krankheiten als zufällige Schicksalsschläge. Da es in der Regel erst einige Zeit der fortgesetzten Verstöße gegen die Naturgesetze bedarf, ehe eine Beschwerde zutage tritt, nimmt der Normalköstler seine Lebensweise in Schutz und behauptet, sie wäre ihm ja immer gut bekommen.

„Die Krankheiten überfallen uns nicht aus heiterem Himmel, sondern sind die Folgen fortgesetzter Sünden gegen die Natur; erst wenn diese sich häufen, brechen die Krankheiten scheinbar ganz plötzlich hervor.“

Hippokrates

Der Normalköstler möchte diesen Zusammenhang zwischen eigenem Handeln und seinen Krankheiten nicht sehen - ja, er wertet es sogar als Beleidigung, wenn er als Erkrankter darauf hingewiesen wird. Stattdessen überträgt er die Verantwortung für seine Gesundheit auf die vier Säulen der Gesundheit, wie sie uns ja von allen Medien angepriesen werden: Arzt, Krankenhaus, Pharmaindustrie und Krankenkasse. Diese müssten eine gute Leistung bieten und sollen durch Behandlungen die Gesundheit des Patienten wieder herstellen und erhalten.

Es ist logisch, dass dies auf Dauer nicht funktionieren kann, denn der Normalköstler hat ja an der Krankheitsursache, seinem eigenen Handeln, nichts geändert. So bedarf er sein Leben lang der ständigen Unterstützung durch Arzt, Krankenhaus, Pharmaindustrie und Krankenkassen, ohne jedoch jemals eine tief greifende Heilung zu erfahren. Und dieses Leben zwischen Schmerzen und Spritzen, Magenverstimmungen und Tabletten, Grippeanfällen und Arztbesuchen, Ängsten und Prothesen wertet er als höchste Lebensqualität - nur weil es ihm erlaubt ist, alles zu essen und zu trinken und zu rauchen, was er möchte.
Der Irrtum dieser Auffassung offenbart sich erst recht, wenn man entdeckt, dass ein Leben nach den Naturgesetzen nicht genussfeindlich ist, sondern uns im Gegenteil ganz neue Ebenen von Genuss und Freude erschließt.

12. Trennkost (gesundheitliche Motivation)

Die Trennkost nach dem amerikanischen Arzt Dr. Howard Hay (1966-1940) verspricht eine beschwerdefreie Verdauung, eine schlanke Linie ohne Diäten und ein leichteres Lebensgefühl.
Das Prinzip der Trennkost ist es, kohlenhydratreiche und eiweißreiche Lebensmittel in einer Mahlzeit nicht zu kombinieren, während neutrale Lebensmittel (Fette und stärkearme Gemüse) mit beiden kombiniert werden können. Als Grund wird angeführt, dass Kohlenhydrate und Eiweiß grundsätzlich verschiedene Verdauungssäfte benötigen. Der gemeinsame Verzehr führt daher zu Verdauungsbeschwerden, zu schlechter Ausnutzung der Nahrung und zu einer Ansammlung von unverdauten Schlacken, die zu allerlei gesundheitlichen Störungen führen können. So kann man beispielsweise Fleisch mit Gemüse verzehren und Kartoffeln mit Gemüse, nicht aber Fleisch mit Kartoffeln.

Es gibt auch Kritik an der Trennkost:
„In vielen Ernährungsbüchern wird strikte Trennung von Kohlenhydraten und Eiweiß in einer Mahlzeit empfohlen. Einer schreibt vom anderen ab, ohne diese Theorie einmal genauer unter die Lupe zu nehmen. Es würde ja bedeuten, dass Gott sich geirrt hat, denn in der Natur gibt es diese strikte Trennung nicht. Auch Muttermilch enthält Eiweiß und Kohlenhydrate. Ich empfinde Trennkost als eine zu starke Einschränkung des Speiseplans, und die ernährungsphysiologischen Argumente, die von den Befürwortern der Trennkost angegeben werden, sind nicht haltbar. Die Trennkost lenkt auch oft vom wesentlichen Gesichtspunkt der Ernährung ab, der in der *Lebendigkeit* liegt.“ [35]

Doch das ist ein gutes Beispiel um zu zeigen, dass die Frage nach ‚richtig‘ und ‚falsch‘ in der Ernährung oft irreführend ist. Denn eine Ernährungslehre kann auf einer Entwicklungsstufe ihren guten Sinn und ihre Berechtigung haben, während sie auf einer späteren Entwicklungsstufe hinfällig wird. Das Prinzip der Trennkost ist durchaus hilfreich und erleichternd, solange man noch tierische Nahrungsmittel verzehrt. Die meisten Trennköstler werden mir zustimmen, dass eine Kombination von pflanzlichen Lebensmitteln, wie z.B. Bohnen (eiweißreich) mit Reis oder Mais (kohlenhydratreich) unbedenklich ist. Eine solche Kombination ist ernährungsphysiologisch sogar empfehlenswert, weil sich die Nährstoffe von Bohnen und Getreide in idealer Weise ergänzen (z.B. die verschiedenen Aminosäuren und die Mineralien). Die Trennkost verliert ihren Stellenwert, wenn man Fleisch, Fisch und Ei in der Ernährung überwunden hat. Wenn man dann noch darauf achtet, möglichst fettreiche (also eiweißarme) Milchprodukte zu bevorzugen, kann sogar das verpönte Käsebrot vom Standpunkt der Trennkost wieder unbedenklich sein. Es empfiehlt sich, fettreiche Milchprodukte auch deshalb zu bevorzugen, um die Aufnahme artfremden denaturierten Eiweißes einzudämmen. Für einen Veganer verliert die Idee des Trennens von Eiweiß und Kohlenhydraten vollends an Bedeutung. Mais mit Bohnen, Kartoffeln mit Erbsen, Getreide oder Obst mit Nüssen, all diese rein pflanzlichen Kombinationen werden in der Regel von den Trennköstlern vom Verbot ausgenommen. Hier deutet sich schon an, dass die eigentliche Problematik im Verzehr tierischen Eiweißes liegt.

Im Grunde ist die Trennkost ein Versuch, seine alten „tierischen" Gewohnheiten zu behalten. Da man aber schon spürt, dass eine wirklich gesunde Lebensweise damit nicht möglich ist, sucht man einen Weg, die Naturgesetze zu überlisten. Man erreicht eine relative vordergründige Beschwerdefreiheit, jedoch keine echte tief greifende Gesundheit. Die Trennkost kennt noch keine ethische Motivation. Auf dieser Stufe ist Einem das Heil anderer Lebewesen noch schnuppe. Das wirklich Faszinierende am Ernährungsweg tut sich aber erst dann auf, wenn man erkennt, dass das, womit

man andere Lebewesen und die Umwelt schont, gleichzeitig für die eigene Gesundheit am besten ist. Deshalb ist die Trennkost die einzige Stufe, die ich empfehlen würde zu überspringen.
Der einzige Grund, weshalb ich sie dennoch anführe und in Einzelfällen für sinnvoll erachte: Für jemanden, der sich absolut noch nicht vorstellen kann, ohne Fleisch zu leben, zeigt die Trennkost Wege auf, fleischfreie Tage einzulegen und fleischfreie Gerichte zu kreieren. So kann die Trennkost für Manche eine Brücke sein, um sich mit dem Vegetarismus anzufreunden.

Eine sehr empfehlenswerte Literatur zur Trennkost sind die beiden Bücher von Harvey und Marilyn Diamond, die auch bereits viele weiterführende Informationen enthalten:
„Fit für‘s Leben 1 + 2“. [36]

13. Vegetarismus (ethische Motivation)

- Ethische Begründung

Das Töten von Tieren ist grausam, das wissen wir. Es ist grausam, ein Schwein, ein Rind oder ein Kalb an den Hinterbeinen hochzuziehen und ihm den Leib aufzuschneiden. Es ist grausam, ein Huhn in eine Vorrichtung zu hängen, die es geradewegs in ein Messer fährt, das ihm den Kopf abtrennt (wenn es Glück hat, gründlich). Es ist grausam, die Fische einem minutenlangen Todeskampf durch Erdrücken und Ersticken auszuliefern.
Bereits die Massentierhaltung ist grausam. Schweine, Rinder und Geflügel, hoch entwickelte Lebewesen, werden durch die Enge zu einem Leben in Dreck und Gestank, in Lärm und Bewegungslosigkeit verurteilt, das ihnen keine Möglichkeiten mehr lässt, auch nur ansatzweise gesunde soziale Beziehungen zu ihren Mitgeschöpfen zu entwickeln. Im Gegenteil, sie werden noch der eigenen Kinder beraubt.

Wir mögen diese Vorgänge bewusst betrachten oder verdrängen, aber dass all das unsagbar grausam ist, ist gar keine Frage. Die Frage ist:

- Haben wir das Recht, so grausam zu sein?
- Ist es eine Notwendigkeit und ein Naturgesetz, dass die Geschöpfe Gottes grausam zueinander sind?

Stellen wir uns doch einmal Folgendes vor: Wir gelangen unter Kannibalen, die uns in Käfige stecken, um uns zu mästen. Zufällig bekommen wir ein Gespräch der Kannibalen mit: Sie bereden, wie sie eine „menschengerechte Haltung“ durchführen können. Sie wollen unsere Käfige vergrößern, sie wollen uns genügend Licht und Luft ermöglichen, sie wollen uns optimale Nahrung geben und die Schlachtung nur nach vorhergehender Betäubung durchführen. Was würden wir denken? Würden wir nicht denken, dass all das zwar gut und schön, aber im Grunde ein herzloser Zynismus ist? Denn in der Qual unserer Angst, unserer Ohnmacht und unserer Wut würde unser Herz schreien: „Ihr habt kein Recht dazu, uns einzusperren, um uns zu töten und zu verzehren! Das ist kein Leben!" Könnte es nicht sein, dass die Tiere ähnlich empfinden?

Ein Argument, das die Fleischesser gerne anführen, lautet:
„In der Natur tötet doch auch ein Tier das andere, um es aufzufressen! Das ist zwar grausam, aber das ist ein Naturgesetz!"
Viele Tierrechtler bestreiten daraufhin, dass der Mensch „die Krone der Schöpfung" ist. Sie meinen damit, dass die Tiere die gleichen Rechte haben wie der Mensch, nämlich auch das Recht auf ein Leben in Freiheit und körperlicher Unversehrtheit. Doch ist nicht tatsächlich der Mensch „die Krone der Schöpfung", nämlich das höchstentwickelte Lebewesen auf diesem Planeten? Wer wollte das bestreiten?

Nur die Ableitung ist falsch, der Mensch hätte daher das Recht, alle anderen Lebewesen nach Belieben auszubeuten. Hat nicht ein höher entwickeltes Lebewesen gegenüber seinen „jüngeren Schöpfungsgeschwistern" immer eine Vorbildfunktion? Wenn ein Fleischesser also sagt: „Warum soll ich keine Tiere töten, Tiere töten doch auch einander", ist das demzufolge das Gleiche, als wenn eine Mutter sagt „Warum soll ich nicht stehlen, meine Kinder stehlen doch auch!" Eine solche Haltung offenbart nicht die ernsthafte Suche nach wirklichen Gesetzmäßigkeiten, sondern nur eine zynische Abwälzung der eigenen Verantwortlichkeit.

Die Bibel berichtet von einer Zeit, als die Tiere ihre Gefährlichkeit und Aggressivität vollends abgelegt haben: „Dann wohnt der Wolf beim Lamm, der Panther liegt beim Böcklein. Kalb und Löwe weiden zusammen, ein kleiner Knabe kann sie hüten. Kuh und Bärin freunden sich an, ihre Jungen liegen beieinander. Der Löwe frißt Stroh wie das Rind. Der Säugling spielt vor dem Schlupfloch der Natter, das Kind streckt seine Hand in die Höhle der Schlange. Man tut nichts Böses mehr und begeht kein Verbrechen auf meinem ganzen heiligen Berg; denn das Land ist erfüllt von der Erkenntnis des Herrn, so wie das Meer mit Wasser gefüllt ist“ (Jesaja 11, 69).

Wie aber soll eine solche Zeit kommen, wenn nicht auch der Mensch endlich vom Töten ablässt und sich auf pflanzliche Nahrung besinnt? Soll der Mensch sagen „Ich warte so lange, bis sich die Tiere weiser verhalten, dann will ich mich auch weiser verhalten“? Oder soll nicht vielmehr der Mensch mit gutem Beispiel vorangehen? Wer also am Fleischessen festhält, arbeitet noch gegen das Kommen des Friedensreiches, wer sich aber auf die pflanzliche Nahrung besinnt, kämpft dafür.

Viele Fleischesser ziehen sich auf das Argument zurück: „Was macht es schon für einen Unterschied, ob ich das Schnitzel und die Wurst an der Fleischtheke kaufe oder nicht? Die Tiere werden sowieso geschlachtet, und ich werde die Menschen nicht ändern können“. Es gibt aus einer globalen Sichtweise in der Tat nicht gerade viel, was man als Einzelner tun kann, um etwas zum Guten zu bewegen. Aber wenn man nicht einmal das Wenige tut, das Einem in die Hand gegeben ist, ist man dann nicht auf dem besten Wege, sein Leben zu verschwenden? Ich habe bereits in den vorhergehenden Kapiteln erwähnt, dass sich in meinen Augen der Weg zu einem sinnvollen Leben schwierig gestaltet, wenn man keinen Glauben hat. Wenn man nicht glaubt, dass man durch ein besseres Handeln im nächsten Leben auf einen besseren Planeten kommt (ohne einen sündhaft teuren Ausbau von Raumfahrtprogrammen) oder dass es die wahre Bestimmung des Planeten Erde ist, wieder zu einem Friedensreich zu werden - mir ist es schleierhaft, wie man in einer solchen Trostlosigkeit dieses Leben sinnvoll anpacken kann.

Frühlingsglaube

Es wandert eine schöne Sage
wie Veilchenduft auf Erden um,
wie sehnend eine Liebesklage
geht sie bei Tag und Nacht herum.

Das ist das Lied vom Völkerfrieden
und von der Menschheit letztem Glück,
von goldner Zeit, die einst hienieden,
der Traum als Wahrheit, kehrt zurück.

Wo einig alle Völker beten
zum einen König, Gott und Hirt:
Von jenem Tag, wo den Propheten
ihr leuchtend Recht gesprochen wird.

Dann wird's nur eine Schmach noch geben,
nur eine Sünde in der Welt:
des Eigen-Neides Widerstreben,
der es für Traum und Wahnsinn hält.

Wer jene Hoffnung gab verloren
und böslich sie verloren gab,
der wäre besser ungeboren:
denn lebend wohnt er schon im Grab.

Gottfried Keller, 1819-1880

Wenn wir nicht für das Friedensreich arbeiten, wofür arbeiten wir dann? Entweder wir sind dann ziellos oder aber wir arbeiten für das Gegenteil: die Welt zum Schlachthaus zu machen. Natürlich geben alle Kriegsherren dieser Welt vor, die Welt zum Friedensreich machen zu wollen. Aber das Friedensreich kommt nicht mit Waffengewalt. Das Friedensreich ist das Reich der Gewaltlosigkeit und es kommt nur durch Gewaltlosigkeit. Diese Gewaltlosigkeit fängt schon bei der Haltung der verschiedenen Gattungen gegeneinander an, wie es uns der Prophet Jesaja lehrt: sich nicht mehr gegenseitig als Nahrung zu betrachten, sondern sich anzufreunden - der Wolf mit dem Lamm, der Panther mit dem Böcklein, der Löwe mit dem Kalb - ja, und nicht etwa auch der Mensch mit dem Schwein, der Mensch mit dem Rind, der Mensch mit dem Huhn, der Mensch mit dem Fisch?

Wenn einen Mutlosigkeit ergreift ob der Winzigkeit der eigenen Möglichkeiten, erinnere man sich an den ersten dinotopischen Lehrsatz: „Ein Wassertropfen hebt den Ozean an". Denn jeder kann nur bei sich selbst beginnen. Und viele kleine Wassertropfen ergeben einen Ozean. Aus dieser Sichtweise heraus sollte man nicht sagen: „Egal ob ich diese Wurst kaufe oder nicht, das Tier wurde sowieso geschlachtet, und wenn ich die Wurst nicht kaufe, kauft sie eben ein Anderer".
Sondern man sollte sich die wahren Zusammenhänge verdeutlichen: „Der, der wirklich die Macht hat etwas zu ändern, ist der Konsument. Denn die Nachfrage bestimmt das Angebot. Und der Konsument, das bin ja ich! Je mehr mitmachen, desto schneller werden sich weitere Menschen anschließen und sich für den Vegetarismus begeistern."
Doch unabhängig davon, ob das eigene Handeln Kreise zieht oder nicht: Das Handeln im Einklang mit seinen ethischen Erkenntnis-

sen ist in jedem Fall sinnvoll, denn es fördert die eigene Weiterentwicklung.
In dem Buch *Vegetarier braucht die Welt* [37] von Rainer Lange heißt es: „Wir müssen einen Sinn in unserer Existenz und in unserem Tun sehen, denn wenn alles sinnlos geworden ist, finden wir auch keine einigermaßen ethisch-moralisch brauchbare Motivation für unseren Aufenthalt hier auf diesem Planeten."

Nachfolgend eine Geschichte über das Leben eines Schafs, mal nicht aus der Sicht des „Nutztierhalters", sondern aus der Sicht des sog. „Nutztieres":

- Leben eines Schafes
(Sebastian Stranz 11/2001)

Schön war das Leben auf der Weide. Das Schaf hieß Maria. Und Maria war schwanger. Schwanger! Das hieß, jetzt sollte alles eine Bedeutung bekommen. Man weidete, man genoss die Sonne, man ertrug Nässe und Kälte, man liebte die stillen kühlen Morgen, wenn noch der Nebel die Weiden bedeckte, im Winter wurde man in enge Ställe gesperrt. Welch ein Fest, wenn man im Frühjahr wieder ins Licht und ins Grüne entlassen wurde! Man wuchs heran, man lernte, wem man zu gehorchen hatte und mit wem man spielen und kosen konnte. Das alles war mal schwer, mal leicht gewesen, mal ein Abenteuer und oft ein friedliches Stillehalten, wie ein Baum in der Baumschule, der sich als einzige Tätigkeit seinem fortwährenden Wachstum hingibt.
Man war nicht allein, die ganze Herde, mit der man bei jedem Wetter im Freien lebte, war eine Schicksalsgemeinschaft. Und die älteren, weisen Schafe leiteten sie, auf eine Weise, die von den Menschen oft nicht wahrgenommen wurde. Aber sie, die Schafe,

wussten allezeit, welches Schaf das größte unter ihnen war. Auch wenn es nichts tat oder zu ihnen sprach, war es sein Licht, um das sich alle anderen Lichter gruppierten. Man entdeckte sein eigenes Licht und lernte, selber im eigenen bescheidenen Rahmen ein Licht für andere zu sein. So entdeckte man das Abenteuer des Lebens, wuchs heran und entwickelte sich.
Aber nun war sie schwanger! Nun sollte alles einen neuen Sinn bekommen! Nun hatte ihr Leben zu seiner Bestimmung gefunden, nun würde sich sein Sinn erfüllen, hier lag die eigentliche Bedeutung ihres Lebens. Alles, was sie im Leiden, im Kämpfen, in der Bedrängnis und in der Freude erfahren hatte nun wollte sie es weitergeben, voller Liebe wollte sie nun einem neuen kleinen Wesen, noch jung und hilflos, zum Wachstum verhelfen und es einführen in das große Wunder des Lebens.
Das waren in etwa die Gefühle, mit denen Maria die heranwachsende Lebensfrucht in ihrem Leibe begleitete.
Die Geburt im Stall war sehr langwierig und schmerzhaft. Aber das Glück, nun Mutter zu werden, überwog. Die Liebe vermag alle Schmerzen zu überwinden. Für ein Herz voller Hoffnung werden alle Hürden klein. Hilflos lag das Lämmlein da. Mit welcher Liebe leckte Maria es sauber! Mit welcher Liebe begleitete sie seine ersten staksigen Schritte! Mit welcher Liebe säugte sie es! Und was war es für eine Freude, als sie das erste Mal gemeinsam auf die Weide konnten. Das Licht blendete sie, besonders das ängstliche Lämmlein, das sich eng an der Mutter hielt. Aber draußen auf der Weide fasste es Mut und hüpfte umher. Und bei diesem Hüpfen hüpfte auch das Herz von Maria!

Allmählich führte es Maria auch zu anderen Schafen und Lämmern. Scheu beschnupperte es die anderen, scheu zog es sich immer wieder zur schützenden Mutter zurück. Aber bald begann es, mit den Jungen zu spielen und die Alten zu necken. Einmal gab ihm ein älteres Schaf, das es von hinten am Fell gezogen hatte, einen leich-

ten Tritt mit dem Hinterlauf. Das tat weh! Sofort flüchtete es zur Mutter, die es zwar tadelte, die ihm aber dennoch voller Liebe ihre Wärme und Zärtlichkeit schenkte, um es wieder zu beruhigen.
Was war das für ein Glück für sie, ihr Lamm mit den anderen Lämmern spielen zu sehen! Noch viel hatte ihr kleines Lamm zu lernen. Der Stolz des Lammes über seine ersten Schritte und Entdeckungen war auch ihr Stolz. Die ersten Enttäuschungen und Schmerzen des Lammes waren auch ihre Enttäuschungen und Schmerzen. Wundervoll war es zu lieben und eine große ehrenvolle Aufgabe zu haben, dem jungen, neuen Wesen den Weg ins Leben zu weisen!
So vergingen die ersten Wochen und Monate. Dann kam der Tag, an dem das Unbegreifliche geschehen sollte. Ein Mann kam mit einem Pritschenwagen zur Weide gefahren. Er ging auf die Weide und griff sich eine paar junge Lämmer an den Hinterbeinen. Zwei hatte er schon auf die Ladefläche gelegt, wo sie ängstlich blökend umherstaksten. Sie waren noch zu klein, um über die hohen Ladewände hinüber zu sehen. Sie riefen nach ihren Müttern und die Mutterschafe riefen zurück. Noch einmal ging der Mann auf die Weide und nun ging er geradewegs auf Maria mit ihrem Lamm zu! Maria stellte sich schützend vor es, aber natürlich hatte der Mann das Lamm längst gesehen. Er ging auf es zu, fasste es an den Hinterbeinen und ging mit großen Schritten davon. Maria wollte hinterherlaufen und rempelte dem Mann ans Bein. Aber der Mann gab ihr einen Stockhieb auf ihre empfindliche Nase. Durch den Schock des Schmerzes blieb sie zurück und musste hilflos mit ansehen, wie der Mann ihr Lamm zu den anderen beiden auf die Ladefläche tat und davonfuhr. Lange noch blieb ihr das ängstliche Blöken ihres kleinen Lammes im Ohr.
Was würden sie mit ihm machen? Es scheren? Wo doch an ihm wirklich nicht viel dran war? Ihm eine Spritze geben? So etwas hatte sie ja selber oft genug erlebt. Wie lange würde es dauern, bis sie ihr Lamm endlich wieder bei sich haben könnte? Sie fand keine Ruhe, sie wartete und wartete, aber der Mann mit ihrem Lamm

kam nicht zurück. Da kam zu ihr ein anderes Schaf mit dem Namen Elisabeth. Leise sagte sie ihr, dass ihr Sohn wohl nicht zurückkehren werde. Ihren eigenen Sohn hatten sie enthauptet, und auch Marias Sohn würde wohl getötet werden.
Ein unsagbarer Schmerz fuhr durch Marias Herz. Ihr war es, als wäre mit dem Leben ihres Sohnes auch ihr eigenes junges Leben schon erloschen und vorbei. Sie ahnte nicht, wie nah sie mit diesem Gefühl bei der Wahrheit lag. Bald sollte auch sie auf grausame Art ermordet werden.

Dies war nun eine kurze Geschichte, aber da kann ich nichts dafür. Sie hätte ja länger werden können, aber sie wurde jäh unterbrochen durch einen unbegreiflichen Eingriff. Hinzuzufügen wäre lediglich noch, dass über dem Tisch, wo das Lamm von einer fröhlichen Runde verspeist wurde, ein Holzkreuz hing mit einer geschnitzten Marterszene. Es hieß, damals sei ein unschuldiges Lamm zu Tode gebracht worden. Ein junger Gast an dieser Tafel konnte diese Religion nicht verstehen, wo man im Gedenken an ein Lamm Lämmer verspeiste. Er wurde später Buddhist. Bei den Buddhisten fand er zu einer Gemeinschaft, die kein Fleisch aß. Vielleicht aber wäre sein Leben ganz anders verlaufen, wenn er gewusst hätte, dass das arme Opfer von der geschnitzten Marterszene damals auch ein Vegetarier gewesen war.

- Ökologische Begründung

Es ist immer wieder faszinierend zu sehen, dass die Ernährung, die am besten für die Tiere ist, ebenso deutliche Vorteile für die Umwelt und für die Gesundheit des Menschen hat. Es wird ja oft angeführt: „Jede Ernährungslehre behauptet etwas anderes! Warum soll ich mich also überhaupt mit dem Thema beschäftigen?“ Wenn einem aber diese erstaunlichen Korrelationen zu Bewusstsein kommen, dass ein und dieselbe Ernährung sowohl für die Tiere als auch für die Umwelt als auch für die Gesundheit des Menschen deutliche Vorteile aufweist, so stellt man fest, dass hier Naturgesetzmäßigkeiten zugrunde liegen, die einem ganz eindeutig und unmissverständlich den Weg zur Wahrheit weisen. Auf die gesundheitlichen Vorteile wird im folgenden Kapitel näher eingegangen. Hier ein paar Hinweise auf die ökologischen Vorteile des Vegetarismus, die uns zeigen, dass wir gewiss keinen Fehler machen, wenn wir auf die Stimme unseres Herzens hören und eine ethische Haltung auch gegenüber den Tieren zum Zuge kommen lassen.

„Wo ein Jäger lebt, können zehn Hirten leben, hundert Ackerbauern und tausend Gärtner."

Alexander von Humboldt, 1769-1859

Die Richtigkeit dieser Aussage wird durch rechnerische Gegenüberstellungen immer wieder bestätigt: „Allein in den USA werden jährlich mehr Tiere geschlachtet, als die ganze Welt Einwohner hat. Wenn unsere lieben Freunde dort nur 10 % weniger tierisches Eiweiß vertilgen würden, könnten von dem Getreideanbau auf den dadurch frei werdenden Flächen sage und schreibe mehr als 1 Milliarde Menschen ernährt werden. Statt dessen werden 90 % des angebauten Getreides an Tiere verfüttert, und man muß ohne Übertreibung behaupten, daß Fleisch wenige auf Kosten vieler ernährt. Diese Vorgehensweise, Getreide in Fleisch umzuwandeln, ist wirklich der Gipfel an Verschwendung. Die Tatsache, daß die sogenannte ‚Fleischproduktion' (mir sträuben sich bei diesen Begriffen immer sämtliche Nackenhaare) die uneffektivste Möglichkeit des Anbaus darstellt, wird dadurch belegt, daß 1016 kg kostbares Getreide verfüttert werden müssen, um 1 kg Fleisch zu erzeugen oder, daß in einem einzigen Steak von 225g soviel Pflanzenenergie steckt, um damit 40 Kinder einen Tag lang zu ernähren. Aber so

müssen weltweit jeden Tag (!) 38.000 Kinder an Unterernährung sterben; laut Earth Save Foundation sind 1991 über 20 Millionen Menschen verhungert das entspricht etwa 11 Städten in der Größenordnung von Hamburg!
Halten wir uns dies einmal vor Augen und erkennen wir, daß also mindestens 10 mal mehr Getreide oder 65 mal mehr Kartoffeln ‚geerntet' werden könnten, dann wird uns ganz schnell klar, daß es keinen Hunger auf dieser Welt geben müßte. Es wäre für alle genug da, wenn die Menschen vegetarisch, also ihrer Bestimmung gemäß lebten." [37].

„Das an Masttiere in Amerika verfütterte Getreide würde 800 Millionen Menschen mit ausreichend Kalorien versorgen und die amerikanische Exportwirtschaft mit zusätzlichen 80 Milliarden Dollar beeinflussen. Jedes mit Getreide produzierte Kilogramm Fleisch verbraucht 100.000 Liter Wasser, für ein Kilogramm Soja nur 2.000 Liter. Die Produktion tierischen Eiweißes verbraucht achtmal mehr fossilen Brennstoff als für pflanzliches Eiweiß." [38]

„50 % des gesamten Trinkwasserverbrauchs geht zu Lasten der Massentierhaltung: Für die Produktion von einem Kilo Fleisch wird durchschnittlich 100mal mehr Wasser verbraucht als für ein Kilo Gemüse oder Getreide." [39]

Welche der Hilfsprojekte in Afrika - wo es doch wirklich um das nackte Überleben geht - zeigen die rechnerisch nachweisbaren Vorteile einer vegetarischen Lebensweise auf? In Äthiopien beispielsweise spielt die Viehzucht und der Fleischverzehr traditionell eine große Rolle. Natürlich ist es ein wichtiger Aspekt, fremde Völker in ihren Traditionen zu achten und zu respektieren. Doch wenn man gefordert ist, materielle Hilfe zu leisten, hat man da nicht das Recht und die Pflicht auch darüber aufzuklären, wie die Ressourcen am besten dem Menschen zugute kommen? Wenn man dann noch

bedenkt, dass die Viehzucht durch den enormen Wasserverbrauch und die Überweidung zur weiteren Ausbreitung der Wüsten führt, dann ist die Förderung dieses Weges der Nahrungsgewinnung in diesen Ländern geradezu ein Verbrechen!
Weltweit sinken aufgrund von Abholzung, Überweidung und Klimaveränderungen die Grundwasserspiegel. Immer mehr Stimmen weisen darauf hin, dass die Kriege der Zukunft sich höchstwahrscheinlich nicht mehr nur um das Öl, sondern ebenso um das Wasser drehen werden. Der Vegetarismus ist nicht nur deshalb aktive Friedensarbeit, weil er die Gewalt an anderen Lebewesen verabscheut, sondern weil er auch ganz praktisch die wertvollen Ressourcen schützt, um die sich ja letztlich alle Kriege drehen! Der wirklich hilfreiche Weg für arme Regionen dieses Planeten besteht im Anlegen von Getreidefeldern, Gemüsegärten und vor allem: Fruchthainen. Der Weg Hänschen Apfelkerns erweist sich auch hier als die geniale Lösung: „Der Verzehr von rohen Früchten und Gemüse verbessert die Mineralisierung der Erde grundlegend, denn er fördert die Anpflanzung von Bäumen. Die Wurzeln der Bäume reichen sechs bis neun Meter und manchmal noch tiefer hinab in den Boden. So habe ich gehört, dass die Wurzeln von Rebstöcken bis zu hundertfünfzig Meter tief reichen! Die Bäume ziehen die Minerale nach oben in ihre Stämme, Äste, Blätter, Blüten und Früchte, die zuletzt wieder auf den Mutterboden fallen, um so wiederum die Mineralisierung des Bodens zu verbessern.“ [27]

Darüber hinaus sind Bäume auch die beste Möglichkeit, den Wasserkreislauf des Bodens zu verbessern, da ihre Wurzeln natürlich auch das Wasser aus den tieferen Schichten der Erde heraufholen, die Abtragung des wasserspeichernden Bodens verhindern und sie darüber hinaus das Klima günstig beeinflussen.
David Wolfe berichtet auch, dass beim Kochen 85 % Prozent des Nährwerts zerstört werden und damit natürlich 85 % von aller Mühe und Energie, die bis dahin in ein Lebensmittel gesteckt wur-

de. „Eine einzige Dattelpalme, die bei deiner Geburt gepflanzt wird, könnte dich praktisch das ganze Leben lang mit Nahrung versorgen. Wahrscheinlich bist du auch der Meinung, dass es nicht ideal wäre, immer nur Datteln zu essen, aber dieses Beispiel gibt uns eine Vorstellung davon, wie viel Nahrung von einem einzigen Baum geliefert werden kann. Also gibt es eine unendliche Menge von Nahrung auf diesem Planeten.“ [27]

Bevor wir die vegetarische oder eine rohkostbetonte Lebensweise an ärmere Länder weitergeben, sollten wir sie natürlich zunächst selber praktizieren. Die Umweltbelastung durch die „Fleischproduktion“ ergibt sich zum einen aus der enormen Ressourcenvergeudung: Zu dem Wasserverbrauch kommt auch ein enormer Energieverbrauch. Zum Energieverbrauch bei der unmittelbaren Viehwirtschaft muss natürlich der Energieverbrauch bei der Futtermittelproduktion und beim Futtermitteltransport hinzugerechnet werden. Außerdem fallen noch Lagerung und Zubereitung an, die sehr viel aufwändiger sind als bei pflanzlicher Nahrung.
Ein weiterer Aspekt der Umweltbelastung ist natürlich die unmittelbare Umweltverschmutzung. Die Gülle wird nicht etwa zum Düngen auf die Felder gebracht, sondern weil man sich keinen anderen Rat weiß, um sie zu entsorgen. „Seit dem Jahre 1900 verzehrten die Amerikaner und Westeuropäer 50 % mehr Rindfleisch, über 72 % mehr Fisch und 280 % mehr Geflügel. Ihre Exkremente sind somit zu über 50 % für die Wasserverschmutzung und für die Grundwasserverseuchung sowie zu 2025 % für die abnehmende Ozonschicht und Temperaturerhöhung verantwortlich.“ [37]

Für Umweltschutz, Energiesparen, Bekämpfung des Welthungers und Friedensarbeit ist der Vegetarismus die entscheidende Grundlage.

- Praktische Umsetzung

Der Schritt zum Vegetarier kann, im Interesse der Tiere, innerhalb kürzester Zeit von jedem vollzogen werden. Vegetarier bedeutet hier: der Verzicht auf alle Produkte vom getöteten Tier. Eier und Milch sind Produkte vom lebenden Tier und können vorerst ihren Platz in der Ernährung behalten. Es gibt manche, die sich Vegetarier nennen, aber noch Fisch oder „Meeresfrüchte" oder Geflügel verspeisen. Aber bedeutet das nicht bloß, bestimmten Tieren in der Ernährung den Vorzug zu geben? Darin drückt sich nur eine kulinarische Vorliebe aus, aber keine veränderte ethische Haltung. Genauso gut könnte man alle Westeuropäer als Vegetarier bezeichnen, weil sie nicht wie die Chinesen Katzen und Hunde verspeisen. Das ergibt keinen Sinn.
Vegetarier ist, wer keine Produkte mehr vom getöteten Tier verspeist. Und das ist auch nur der erste Schritt auf dem Weg zum wahren Gesundköstler, der nach der Einheit mit den Naturgesetzen strebt. Obwohl die allmähliche Ernährungsumstellung ein wichtiges Anliegen dieses Buches ist, wird hier also gesagt, dass der Verzicht auf die Produkte vom getöteten Tier von Jedem von heute auf morgen vollzogen werden kann. Dafür gibt es zwei Gründe:

a) Erhitzte Leichenteile bieten kaum verwertbare Nährstoffe für den Körper, sie stellen vielmehr einfach nur eine Belastung für den Stoffwechsel dar. Das Weglassen kann nur gesundheitliche Vorteile haben.

b) Für den, dem es schwerfällt, auf die vermeintlichen Geschmackserlebnisse des Fleischessens zu verzichten, gibt es pflanzliche Ersatzstoffe für Fleisch und Wurst, die täuschend ähnlich sind.

Zu a):
Es wird oft gesagt, die vegetarische Küche bedeute nicht nur ein-

fach, das Fleisch wegzulassen. Man müsse sich besonders damit beschäftigen, damit man etwas Besonderes hervorbringt, um einen Ausgleich zu schaffen. Wenn man aber davon ausgeht, dass das Fleisch für den menschlichen Körper keine Bereicherung darstellt, sondern nur eine Belastung, warum sollte dann ein Ausgleich geschaffen werden? Diese unlogische Sichtweise trägt bloß dazu bei, dass dem Vegetarismus in den Augen der Fleischverzehrer etwas von Spezialistentum anhaftet, von einer eigenen Wissenschaft, die nicht für Normalverbraucher geschaffen wäre. Es braucht keinen Ersatz für das Fleisch, das Weglassen ist eine Befreiung und eine Erleichterung!

Was ist dran an den viel gerühmten Nährstoffen vom erhitzten Fleisch?

- Vitamine? Weitgehend Fehlanzeige! Vitamin B12 kann sich im Darm von alleine bilden, wenn eine gesunde Darmflora vorhanden ist, die das Fleisch gerade verhindert (siehe unter Kap. 14./Darmgesundheit).
- Enzyme? Weitgehend Fehlanzeige! (siehe unter Kap. 16./ Nährstoffe)
- Basische Mineralien? Weitgehend Fehlanzeige! (siehe unter Kap. 14./Säuren und Basen)
- Faserstoffe? Fehlanzeige!
- Kohlenhydrate? Fehlanzeige!
- Fette? Schwerverdaulich! In keiner Weise mit unerhitzten pflanzlichen Ölen und Fetten zu vergleichen!
- Und das viel gerühmte Fleischeiweiß? Artfremdes Eiweiß, vom Körper kaum verwertbar!

Hier bedarf es der Erläuterung: Jedes aufgenommene Eiweiß wird bei der Verdauung in seine Bestandteile, die Aminosäuren, zerlegt. Es gibt für den Menschen acht sog. „essentielle" Aminosäuren, wobei essentiell bedeutet, dass der Körper sie nicht selber herstellen kann, sie also von außen zugeführt werden müssen. Deshalb hält man tierisches Eiweiß für besonders wertvoll, weil es alle acht essentiellen Aminosäuren enthält. Das gilt aber gleichermaßen für das Milch-Eiweiß und auch für viele pflanzliche Produkte (grüne Blätter, Kartoffeln...). So kann also aus diesem Umstand keine Notwendigkeit des Fleischverzehrs abgeleitet werden. Hinzu kommt, dass der Körper das zugeführte Eiweiß sowieso vor seiner Verwertung in seine Aminosäuren zerlegen muss. Deshalb kann der Körper seine acht essentiellen Aminosäuren ebenso gut aus verschiedenen pflanzlichen Nahrungsstoffen beziehen, die allein für sich gesehen noch kein vollwertiges Eiweiß enthalten. So ergibt die Kombination von Getreide mit Hülsenfrüchten ein vollwertiges Eiweiß, z.B. Mais mit Bohnen oder Reis mit Erbsen. Der viel beschworene Eiweißmangel bei Vegetariern ist also ein Märchen. Im Gegenteil leiden die meisten Fleischverzehrer unter Eiweißspeicherkrankheiten.

„Ein Eiweißüberschuss durch starken Fleischverzehr und die denaturierte Nahrung bewirken eine Übersäuerung des Organismus, welcher ständig neutralisiert werden muß. Der Ernährungsforscher R. Berg stellte bei Untersuchungen fest, daß bei einer basenüberschüssigen Ernährung, welche die vegetarische Ernährung ja zweifelsohne darstellt, der Eiweißbedarf nur 26 g pro Tag beträgt. Bei einer säurebildenden Kost kann der Bedarf bis zu 200 g täglich ansteigen. (...)
Welche Schäden entstehen durch einen Eiweißüberschuss? Der durchschnittliche Eiweißverzehr des Bundesbürgers liegt z.Zt. zwischen ca. 86 g bei Frauen und 105 g bei Männern. Spätestens seit den Untersuchungen von Prof. Dr. med. L. Wendt, der seit über 50 Jahren auf dem Gebiet der Eiweißspeicherkrankheiten forscht, ist es nicht mehr zu verantworten, den Eiweißüberkonsum als unschädlich oder harmlos zu bagatellisieren. Prof. Wendt fand heraus, daß Eiweiß, wenn es im Überschuß konsumiert wird, Ablagerungen in den feinen Blutgefäßen (Kapillaren) und im Zwi-

schenzellgewebe zurückläßt. Durch Eiweißeinlagerungen können die Gefäßwände dreißigfach verdickt werden. Jene Kapillarwände haben die Aufgabe, die Nahrungsstoffe (z.B. Vitamine, Mineralstoffe, Aminosäuren, Sauerstoff etc.) in die Zellen zu schleusen. Aufgrund der verminderten Durchlässigkeit der feinen Bluthaargefäße und des Zwischenzellgewebes werden die Zellen mit allen lebensnotwendigen Stoffen permanent unterversorgt.
Der Organismus reagiert mit erhöhtem Blutdruck, um diesen Mangel zu kompensieren. Das weitverbreitete Symptom des Bluthochdrucks ist also nicht nur eine Folge des hohen Salzkonsums, sondern auch eine Konsequenz des übermäßigen Eiweißverzehrs. Die Einlagerungen in den Kapillaren und im Zwischenzellgewebe werden in der Ernährungsliteratur oft als „Verschlackung" bezeichnet. An diesem Begriff nehmen einige Wissenschaftler Anstoß, da er zu ‚unwissenschaftlich' sei. Aber wie auch immer, die Tatsache, daß überschüssiges Eiweiß abgelagert wird, läßt sich nicht wegdiskutieren. Prof. Wendt stellte bei seinen Forschungen fest, daß diese Ablagerungen nicht nur zu Bluthochdruck führen. Da die Zellen ständig mit Nährstoffen unterversorgt werden, kommt es zu einer Reihe von Stoffwechselstörungen. Die Liste der daraus resultierenden Symptome und Krankheiten umfaßt alle gängigen Zivilisationskrankheiten: Diabetes, Fettstoffwechselstörungen, Gicht, Rheuma, Arteriosklerose, Herzinfarkt, Schlaganfall, Thrombosen, Angina Pectoris, Übergewicht, Parodontose, Krebs, Schwächung des Immunsystems, Azidose u.a.m.

Interessant ist in diesem Zusammenhang, daß allein das tierische Eiweiß zu Eiweißspeicherkrankheiten führt. Prof. Wendt sagt dazu selbst: ‚Bei Vegetariern haben wir noch nie eine ernährungsbedingte Eiweißspeicherkrankheit gesehen. Mit vegetarischer Kost bei Vermeidung tierischen Eiweißes bauen wir sogar den überfüllten Eiweißspeicher ab.'" [35]

Das augenfälligste Merkmal für Eiweißablagerungen sind die so genannten Altersflecken bei älteren Menschen oder auch eine Überzahl von Leberflecken. Die Steigerungen dieser harmlos erscheinenden Störenfriede sind Geschwüre, Abzesse und Tumore. Der Körper muss das Eiweiß aus dem Fleischverzehr irgendwie einlagern, aus drei Gründen:

- Es fehlen die basischen Mineralien, die helfen könnten, die säuernden Stoffe in Lösung zu halten und so zur Ausscheidung zu bringen.
- Das Übermaß.
- Die schlechte Qualität.

Bei tierischem Eiweiß handelt es sich, wie schon gesagt, um artfremdes Eiweiß. Immer wenn erhitzte Nahrung den Magen erreicht, kommt eine sog. „Verdauungsleukozytose" in Gang. Das bedeutet, dass sich in den Blutgefäßen des Verdauungssystems verstärkt weiße Blutkörperchen einfinden, weil der Körper diese Nahrung offensichtlich als Fremdkörper einstuft, der bekämpft werden muss. Besonders stark ist dieser Vorgang beim Fleischverzehr. Das artfremde Eiweiß ist nicht etwa für den menschlichen Körper besonders wertvoll, sondern eine Bedrohung. Wenn man sich bewusst macht, dass viele wichtige Botenstoffe im menschlichen Körper auf Eiweißbasis beruhen, dann kann man auch verstehen, weshalb das Eindringen von artfremdem Eiweiß auf diese Abläufe irritierend einwirkt. Diese Bedrohung geht bis hin zur Beeinflussung der menschlichen Erbanlagen. Dagegen stellt pflanzliches Eiweiß, gerade weil es den Abläufen im menschlichen Körper so sehr viel unähnlicher ist und viel einfacher zerlegt werden kann, keine Bedrohung für ihn dar. Der Körper kann mit pflanzlichem Eiweiß sozusagen „spielen" und es sich so zusammenstellen, wie er es eben gerade braucht, während er mit tierischem Eiweiß „kämpfen" muss, um seine eigenen Abläufe ungestört aufrechtzuerhalten. Dieser Kampf endet eben oft nicht in der Verwertung, sondern in der Einlagerung des tierischen Eiweißes an für den Körper zunächst relativ unschädlichen Orten. Die jahrzehntelange Anhäufung dieser Depots führt aber zu den oben beschriebenen Krankheiten. In diesem Zusammenhang ist es sicher interessant zu hören, dass eine Krebszelle etwa achtmal mehr Eiweiß enthält als eine gewöhnliche Körperzelle, also offensichtlich eine Folge des Eiweißüberschusses ist.

Betrachten wir uns nun also eine typische Mahlzeit eines Fleischverzehrers: Ein Stück Fleisch („die Krönung der Tafel"), Kartoffeln und Gemüse, etwas Salat dazu. Wenn man jetzt das Fleisch weglässt, weshalb sollte es eines Ausgleichs bedürfen? Die Kartoffel enthält ebenso alle acht essentiellen Aminosäuren. Wenn man nun also etwas mehr Kartoffeln und Gemüse und Salat zu sich nimmt, so ist der Mahlzeit nichts genommen worden. Im Gegenteil: Zu der Entlastung vom artfremden Eiweiß kommt die Entlastung von der falschen Lebensmittelkombination (siehe Kapitel 12./Trennkost), von einem Heer von Fäulnisbazillen (siehe Kap. 14./Darmgesundheit) und von einem Überschuss an Säuren, vor allem auch durch die Harnsäuren. Im Mundspeichel der Raubtiere findet sich ein Harnsäure-spaltendes Enzym, Uricase, das beim Menschen fehlt. Die Harnsäure führt zu Steifheit und Muskelschmerzen und im weiteren Verlauf zu Gicht, Rheuma und Arthrose. Brauchen wir einen „Ausgleich" für diese Beschwerden oder kommen wir nicht ganz gut ohne sie aus?

Hier könnte man einwenden, dass das, was da übrig bleibt von der Mahlzeit des Fleischverzehrers nicht unbedingt als besonders gesund bezeichnet werden kann: Zerkochtes Gemüse, zerkochte Kartoffeln, eventuell noch irgendein überzüchteter gespritzter Salat, mit Salz, Zucker und Essig seines letzten Restes an Lebendigkeit beraubt, zum Nachtisch ein süßer Pudding, über dessen gesundheitlichen Wert man nicht zu diskutieren braucht. Ich hoffe jedoch, es ist bis hierhin deutlich geworden, dass das Stück Fleisch diese Mahlzeit keineswegs aufzuwerten vermag und dass der Verzicht darauf für die Gesundheit (und für den Koch) nichts als eine Entlastung darstellt. Deshalb halte ich eine sofortige Umstellung auf den Vegetarismus auch ohne große Beschäftigung mit gesunder Ernährung für unbedenklich, da sich daraus nur gesundheitliche Vorteile aber keine Nachteile ergeben. Natürlich handelt es sich bei der „Ernährung ohne Fleisch“ noch lange nicht um eine wirklich gesunde Ernährung, wie es sich so manche Vegetarier gerne einreden. In späteren Jahren sind sie dann oft bitter enttäuscht, weil sich bei ihnen ähnlich schwere Beschwerden einstellen wie bei ihren Fleisch verzehrenden Altersgenossen. Es ist wichtig, nicht bei der Stufe des Vegetariers stehen zu bleiben, sondern sich zumindest die nächste Stufe des „Gesundheitsbewussten Lacto-Vegetarismus“ zu erobern.

Eine Zeitvorgabe für diesen Stufenweg möchte ich nicht machen. Jedoch halte ich es für hilfreich, sich selbst Zeitziele festzulegen. So wäre man z.B. mit der Zeitvorgabe ein Jahr pro Stufe in drei Jahren bei der Pflanzlichen Rohkost:

- ein Jahr Vegetarier,
- ein Jahr gesundheitsbewusster Lacto-Vegetarier,
- ein Jahr Veganer.

Obwohl ja in der Regel die Anhänger der pflanzlichen Rohkost einen sofortigen Wandel zum Rohköstler empfehlen, mit höchstens einer ganz kurzen Übergangsphase, halte ich diese Zeitvorgabe von drei Jahren noch für sehr kurz bemessen. Während dieses eine Jahr als „Puddingvegetarier“ ausreichen sollte, um sich bald einer gesünderen Lebensweise zuzuwenden, meine ich, dass die Erfahrungen und Lernschritte als gesundheitsbewusster Lacto-Vegetarier und als Veganer so umfassend sind, dass man für jede dieser Stufen auch gut und gerne 3 Jahre anberaumen kann (ich selber bin seit über 20 Jahren auf dem Ernährungsweg und immer noch nicht bei der hundertprozentigen Rohkost angelangt). Somit würde der Weg von der Gutbürgerlichen Küche bis zur Rohkost insgesamt 7 Jahre beanspruchen. Dieser Zeitraum erscheint mir realistischer. Jedoch ist es wichtig, dass sich ein jeder nach seinem eigenen Empfinden seine Zeitziele setzt und damit seine eigenen Erfahrungen macht.

Warum soll überhaupt für die Ernährungsstufe des „Puddingvegetariers“, wenn es sich doch um keine gesunde Ernährungsweise handelt, eine gewisse Zeitspanne, z.B. ein Jahr, angesetzt werden? Nun, wie schon in vorhergehenden Kapiteln beschrieben, ist es wichtig, seine verschiedenen Ernährungsfehler überhaupt erst einmal zu sehen und zu erkennen, was man damit kompensieren möchte. Wenn man mit dem Fleischessen aufhört, treten andere Ernährungsfehler deutlicher zutage. Viele verlegen sich auf Mehl und Süßspeisen, auf Nudeln, Pizzas, Milchreis, Kuchen, Kekse, Eis usw.. (daher der Ausdruck „Puddingvegetarier“). Andere verspüren überhaupt keine Affinität zu süßen Sachen, dafür aber trinken sie Alkohol bzw. rauchen oder verzehren viel Frittiertes oder Gebratenes. Die Zeitspanne als Puddingvegetarier soll dazu dienen, sich überhaupt erst einmal mit der gesunden Lebensweise zu beschäftigen, und sich mit dem Gedanken anzufreunden, auch noch weitere Dinge außer dem Fleischessen allmählich aufzugeben. Während man sich auf dem Ernährungssektor noch in der fleischlosen Lebensweise einzuüben hat, kann man auch beginnen, im Bereich der anderen drei Säulen der Gesundheit aktiv zu werden: sich einen Ausdauersport erobern, eine regelmäßige Meditationspraxis aufbauen und auch, wenn man möchte, ein Hobby entdecken wie Handarbeiten oder Malen oder Singen. Denn der Schritt zum Vegetarier setzt kreative Energien frei, die umgesetzt werden wollen. Ein weiterer Bereich, der für die Gesundheit sehr wichtig ist, sind natürlich die zwischenmenschlichen Beziehungen, die sich heilen lassen, wenn wir beginnen, unseren Mitmenschen das zu geben, was wir von ihnen erwarten. Das ist die ganzheitliche Entwicklung. Wenn wir uns nur eine neue Ernährung aufpfropfen, ohne ein neuer Mensch zu werden, dann passen die Ernährung und der Mensch nicht zusammen und wir werden nicht glücklich damit. Wenn wir aber beginnen, ein neuer Mensch zu werden, dann werden die weiteren Schritte auf dem Ernährungsweg ganz natürlich erfolgen, ohne Zwang, ohne Kasteiung, ganz von innen heraus. Und während wir all das in Bewegung setzen, rauchen wir eben noch oder essen noch gelegentlich zum Nachtisch Vanilleeis mit heißen Himbeeren. Und dieses „noch“ deutet schon an, dass wir es bewusster tun, weil wir wissen, dass wir es eines Tages lassen werden, wenn „der neue Mensch“ in uns stark genug geworden ist.

Zu b):
Und was, wenn nun „der alte Mensch“ hin und wieder nach den alten Fleischmahlzeiten verlangt? Auch ein Rückfall darf nicht ausgeschlossen werden, denn er kann dazu beitragen, wirklich frei vom Alten zu werden. Jedoch sollte man sich auch einmal mit den vielfältigen Möglichkeiten von pflanzlichem Fleischersatz beschäftigen. Zunächst einmal kann man natürlich bei der angeführten Beispiel-Mahlzeit mit Kartoffeln und Gemüse das Stück Fleisch aus psychologischen Gründen durch ein Getreideschnitzel aus der Fertigpackung ersetzen. Aber das ist nur eine von vielen Möglichkeiten. Der Fleischesser vermisst ja mehr: den Bratenduft, die Soßen, das ganze Aroma. Hier sollte man sich ganz deutlich machen, worum es sich bei diesem in der Erinnerung mit einer Aureole verbrämten Stück Fleisch wirklich handelt: um ein halbverwestes Leichenteil. Sobald ein Tier getötet ist, geht sein Fleisch in Verwesung über. Diesen Umstand macht man sich ja sogar zunutze, wenn ein Stück Fleisch gut abgehangen sein soll. Das heißt nichts anderes als halbverwest. Ein bloßes Stück Fleisch, das in seinem eigenen Saft erhitzt wird, hat im Grunde überhaupt kein Aroma und

wenn doch, dann riecht es nach Urin und Verwesung. Das sind die Tatsachen. Wie soll aus einem halbverwesten Leichenteil ein angenehmes Aroma entspringen? Die angenehmen Aromen, die wir mit dem Fleischessen verbinden, kommen in Wirklichkeit von den pflanzlichen Beigaben, von Kräutern und Gewürzen, von Soßen und Gemüse-Sorten. Und diese pflanzlichen Beigaben brauchen wir ja als Vegetarier nicht aufgeben!

Als ich einmal bei meiner guten Freundin Doris, selber Vegetarierin, zum Essen eingeladen war, kündigte sie vorher an, dass es Gulasch mit Nudeln geben sollte. Es war schon klar, dass es sich bei ihr nur um ein pflanzliches Gulasch handeln konnte. Doch als ich das herrliche Gulasch-Aroma in mich aufnahm und auf die „Fleischbrocken“ biss, kamen mir doch Zweifel. Das Geheimnis liegt in pflanzlichen Ersatzstoffen aus Soja oder Weizen, die die Konsistenz von Fleisch täuschend echt nachahmen. So gibt es auch viele Sorten von Wurst aus denselben pflanzlichen Grundstoffen. Pflanzliche Bratensoßen werden als Instant-Mischungen angeboten, die man nur mit Wasser anzurühren braucht und nach Belieben mit Kräutern, Gewürzen, Öl, Sahne, Zwiebeln, Pilzen und Peperoni verfeinern kann. So ist es möglich, keines von den beliebten Fleischgerichten aufzugeben und dennoch seinen ethischen Grundsätzen entsprechend als Vegetarier zu leben. Seine bisher erlernten Kochkünste braucht man als Vegetarier nicht aufzugeben, sondern man ist aufgerufen darauf aufzubauen, sie in die pflanzliche Welt zu übersetzen und sie weiterzuentwickeln.

Hier ein paar Original-Rezepte:

Vegetarisches Gulasch à la Doris
12 Päckchen Hartweizen-Fleischersatz/Seitan (z.B. von „Topas", Menge je nach Hunger). Dieser Fleischersatz ist bereits pikant in Paprika und anderen Gewürzen eingelegt.
1 Pfund Zwiebeln
12 rote frische Paprika
1 kleine Scheibe Sellerie
1 Karotte
1 Zehe Knoblauch
rosenscharfes Paprikapulver, Salz, Pfeffer, Pilze oder nach Geschmack mit Rotwein verfeinern (wenn mit Pilzen, dann ohne Paprika und Rotwein)

Fleischersatz in Öl oder Margarine dunkelbraun anbraten. Die Zwiebeln getrennt ebenso dunkelbraun anbraten. Dies ist wichtig für die Soße. Die restlichen Zutaten putzen und klein schneiden. Alles zusammenfügen, mit Wasser auffüllen und durchkochen lassen. Ggf. mit Rotwein abschmecken, je nach Geschmack.
Dazu Spätzle oder Kartoffeln. Fertig!

Vegetarisches Schmalz à la Doris
1 Stange Pflanzenfett
1 große Zwiebel
1 großer Apfel, Salz, Majoran

Zwiebel und Apfel in kleine Würfel schneiden, im heißen Pflanzenfett dunkelbraun werden lassen, vom Herd nehmen, mit Majoran würzen, nach Abkühlen in ein Gefäß füllen.

Brötchen-Frikadellen à la Doris

Brot oder Brötchen
12 Zwiebeln (Zwiebel in der Pfanne braun anbraten)
Frische Petersilie
scharfer Senf
Gemüsebrühe
Muskat, Pfeffer
Liebstöckel
Paniermehl oder Kartoffelklöße aus der Packung zum Verfestigen nehmen! Es kann auch Gemüse hinzugefügt werden, je nach Belieben!

Brötchen nach dem Einweichen ausdrücken und mit den Zutaten vermischen. Damit der Teig fest wird, entsprechend Paniermehl oder Kartoffelkloßteig hinzufügen. In Öl ausbacken.

Königsberger Klopse à la Doris

Klopsteig wie Frikadellen zubereiten. Kleine Klopse formen, in Gemüsebrühe sieden lassen. Fertige Klopse mit Schöpflöffel herausnehmen.
Öl oder Margarine im Topf mit Mehl vermengen, die Klops-Gemüsebrühe und Kapern mit Saft hinzufügen. Mit einem Schuss Weißwein abschmecken.
Klopse hinein geben.

Doch all diese aufgeführten Fleisch-Ersatz-Mahlzeiten sind natürlich nur als Übergang zu betrachten. Das eigentliche Wunder des Vegetarismus ist die Entdeckung des Reichtums der pflanzlichen Ernährung, die die alten Fleischmahlzeiten vergessen lässt. Eine Möglichkeit besteht natürlich darin, neue Käsesorten zu entdekken und zu einem Käse-Gourmet zu werden. Doch sollte man das im Bewusstsein des Stufenwegs, der später auch zum Veganismus führen soll, sicher nicht übertreiben. Nein, das, was hier beginnen kann und was sich durch alle Stufen immer weiterentwickelt, ist die Entdeckung des Reichtums der Pflanzenkost. Wenn man z.B. die Fülle der pflanzlichen Brotaufstriche entdeckt, so wird man gar nicht mehr nach einem Wurst-Ersatz suchen, sondern die Wurst ganz einfach vergessen. Es gibt Aufstriche auf der Basis von Hefe, Soja, Carob, Nüssen, Sesam oder Sonnenblumenkernen. So gibt es auch im Bereich der Salate und der Hauptmahlzeiten so viel Neues zu entdecken, dass man gar nicht mehr verstehen kann, wie einem als Fleischesser der Vegetarismus fad und öde vorkommen konnte. Die Energien, die man vorher in Fleischmahlzeiten investiert hat, sollte man nun darin investieren, Salate und Gemüse frisch zuzubereiten.

Schon mal einen Feldsalat mit Äpfeln probiert? Oder einen Chicorée-Salat mit Orangen? Schon mal ein Phantasie-Ratatouille aus frischem Gemüse zubereitet, mit allem, was einem gerade einfällt: Tomaten, Paprika, Zucchini, Auberginen, Lauch und frischen Kräutern? Oder warum sollte es an Getreidegerichten nur Hartweizennudeln, Reis und Mais geben? Warum nicht einmal Grünkern, Hirse, Buchweizen (ein Knöterichgewächs) oder Quinoa und Amaranth ausprobieren?

Auch wenn man als Vegetarier nicht gleich alle ungesunden Lebensgewohnheiten auf einmal ablegen muss, so bleibt es einem natürlich dennoch nicht verwehrt, ständig neue gesunde Sachen zu entdecken. Doch die eigentliche Beschäftigung mit gesunder Lebensweise beginnt erst mit der nächsten Stufe.

14. Gesundheitsbewusster Lacto-Vegetarismus (gesundheitliche Motivation)

- Are Waerland heute

In diesen Ausführungen über den gesundheitsbewussten Lactovegetarismus beziehe ich mich weitgehend auf die Erkenntnisse des finnischschwedischen Ernährungspioniers Are Waerland (1876-1955). In manchen neueren Ernährungslexika findet sich unter seinem Namen der Hinweis, seine Lehre wäre „wissenschaftlich nicht haltbar" oder „überholt". Leider findet sich aber in solchen Werken niemals eine befriedigende Erklärung darüber, in welchen Punkten seine Lehre falsch sei und weshalb. So drängt sich einem der Verdacht auf, der offiziellen Lehrmeinung wäre nur daran gelegen, den Namen Are Waerland pauschal abzuqualifizieren, um ihre Ansichten über die angeblich positiven Auswirkungen auf die Gesundheit von Fleisch, Fisch und Ei und von den Erzeugnissen der Pharmaindustrie weiter verbreiten zu können. Währenddessen können diejenigen, die die Waerland-Lebensweise tatsächlich überholt haben, die Veganer und die Rohköstler nämlich, sehr konkret sagen, welche Fehler das Waerlandsystem aufweist: Unkenntnis über den richtigen Obstverzehr, das Übermaß an erhitztem Getreide und die Unnatürlichkeit von Tiermilch-Produkten in der menschlichen Ernährung.

Nun, Are Waerland hat es gewiss niemandem verboten sich weiterzuentwickeln und seine Ernährung gemäß seinen Erkenntnissen anders zu kombinieren und anders zu gewichten. Deshalb widersprechen diese Aussagen im Grunde nicht der Waerland-Ernährung, sondern entwickeln sie lediglich weiter. Wie bereits ausführlich erläutert, halte ich das Richtig-und-falsch-Denken, die Schwarz-Weiß-Sichtweise der Ernährungsfanatiker für blockierend und verzerrend. Jede Ernährungslehre hat auf der ihr eigenen Stufe ihre Richtigkeit. Ich möchte hier bekräftigen, was ich bereits in

meinem ersten Ernährungsbuch *Gesund sein bis ins hohe Alter* [40] über das Waerlandsystem geschrieben habe:
„Auf dem Stufenweg der Ernährung stellt es zwar nicht den Gipfel dar, aber immerhin eine Plattform auf sehr hohem Niveau. Wer möchte, kann ja immer noch weitergehen. Aber wenn man den Ernährungsweg als Stufenweg begreift und nicht als das Umlegen eines Schalters im Hau-Ruck-Verfahren, dann kann die Waerland-Ernährung wichtige Entwicklungsschritte beinhalten, auf die man aufbauen kann und die einem weiterhelfen. Die Bedeutung und die Prinzipien gesunder Lebensweise sind nirgends so ansteckend, so begeisternd, so klar und so grundlegend dargelegt wie bei Waerland.“

Der Weg, der hier empfohlen wird, ist also folgender: Wir erarbeiten uns die hohe Plattform der Waerland-Ernährung nicht weil wir glauben, sie wäre der Gipfel, sondern weil sie auf unserem Weg liegt. Wenn wir dann weiter schreiten bedeutet das nicht, das Waerlandsystem plötzlich als falsch zu bezeichnen, sondern es gemäß unserem Erkenntnisstand weiterzuentwickeln. Im Grunde ist diese Weiterentwicklung sogar voll und ganz im Sinne Waerlands, wie folgendes Zitat belegt:
„...Weiter geht daraus hervor, daß jeder Mensch in hohem Alter sehr vorsichtig sein muss in seiner Ernährungsweise. Er muss darauf achten, so wenig wie möglich harnsäurebildende Nahrungsmittel wie Fleisch, Fisch und Eier zu sich zu nehmen und auch die anderen, weniger harnsäurebildenden, aber doch eiweißreichen und allzusehr kalkhaltigen Nahrungsmittel einschränken. Das heißt, er muß auch als Waerlandist zurückhaltend sein mit Milch, Butter, Käse, Getreidekost und Hülsenfrüchten und sich mehr und mehr an Gemüse halten.“ [6]

Letzten Endes zielt also das Waerlandsystem in einem Prozess auf die Entwicklung zum Veganismus und zur weitgehenden Pflanzlichen Rohkost und es kann natürlich nicht der Sinn der Sache sein, erst auf das Ausbrechen der Altersbeschwerden zu warten, ehe wir ihre Ursachen beseitigen. Der Sinn der Ernährungsreform ist ja gerade die Vorbeugung.

Solche Stellen in der Waerland-Literatur scheinen den Kritikern Recht zu geben. Denn sie offenbaren eine Inkonsequenz in seinen Empfehlungen, da er ja wider seine Erkenntnisse stets Milch und Getreide empfahl. Merkwürdigerweise propagiert hier gerade jemand, der sich als Rohkost-Pionier versteht, zwei warme Mahlzeiten am Tag. Doch wenn man die Ernährungsumstellung als fortschreitenden Prozess ansieht, so bedeutet die Waerland-Normalkost für die allermeisten bereits einen riesengroßen Fortschritt. Und die sklavische Auffassung, man müsse sich an die Waerland-Ernährung halten wie an ein Arztrezept, ohne sie individuell an seine eigenen Erkenntnisse und Bedürfnisse anzupassen und weiterzuentwickeln, verrät einen unselbstständigen Geist. Wie das Zitat zeigt, hat Waerland eine solche Haltung niemals verlangt. Es ist nichts als die gleiche unselbständige sklavische Haltung, die man zuvor den Ärzten entgegengebracht hat. Doch wenn man mit dieser Haltung einer Ernährungslehre begegnet, ohne also auf die eigenen Erkenntnisse und die Impulse des eigenen Körpers zu hören, wird sie uns in jedem Fall mehr schaden als nützen, egal, um welche Lehre es sich handelt. Denn der Kern der Ernährungsreform ist es immer, zur Mündigkeit und zur Selbständigkeit zu führen.

Worum es hier also gehen soll ist nicht, buchstäblich den Waerland-Ernährungsplan zu befolgen, sondern die Prinzipien seines Systems zu begreifen, um sie dann auf eigene Art und Weise in sein Leben zu integrieren. Immerhin stellen die radikalen Anforderungen dieser Lebensweise (ohne Fleisch, Fisch und Ei, ohne Alkohol, Nikotin, Kaffee und weißem Zucker, mit einem hohen Rohkostanteil, mit Bewegung, Frischluft, Abhärtung, Positivem Denken und Philosophie) für die meisten bereits eine große Herausforderung dar. Und die gesundheitlichen Vorteile sind bereits so groß, dass eine flächendeckende Durchführung die Bevölkerung zwar nicht von allen Krankheiten befreien, jedoch die Krankheiten und die Pflegebedürftigkeit im Alter auf ein Minimum reduzieren kann und so die anstehenden übermächtigen Probleme der Gesundheits- und Pflegekassen spielend zu lösen vermag. Die große Vision Are Waerlands hat die Kraft und die Macht, nicht nur eine Änderung der Lebensweise herbeizuführen, sondern etwas viel Wichtigeres und Durchgreifenderes, nämlich eine **Lebenserneuerung**.

Sie eröffnet eine völlig neue Sichtweise, ein völlig neues Leben, eine ganzheitliche Vision des Lebens, die unsere weitere Entwicklung auf wunderbarste Weise beflügelt und uns auf den richtigen Weg führt.

- Die Vision Are Waerlands

Gesundheit und Religion

„Der Mensch hat versucht, Proselyten zu sammeln und sich selbst zu vielen Religionen zu bekehren. Aber noch ist er nicht darauf gekommen, sich der nächstliegenden und unmittelbarsten aller Religionen zuzuwenden, der Religion, die alle anderen umfasst, des Lebens eigener Religion.
Um diese Religion zu verstehen, muß der Mensch erst sich selbst verstehen. Was ist der Mensch? Ein ‚Mikrokosmos', eine kleine Welt für sich, die in Aufbau und Zusammensetzung ein Miniaturbild der großen Welt oder des ‚Makrokosmos' ist, von dem sie ein untrennbarer Teil ist. Der Mensch ist also in *allen* Welten zu Hause. Ebenso wie das Weltall ist er Körper, Seele und Geist. Den

'Körper' des Weltalls haben wir dicht bei uns im Boden, den unser Fuß berührt, in Sand, Kies, Wasser, in der Luft, in den Bergen, im Licht, in der Wärme der Sonne, dem Mond und den Sternen. Den Körper des Weltalls fassen wir mit unseren Sinnen, aber seine Seele finden wir nicht, bevor wir nicht unsere eigene Seele und unser eigenes Dasein gefunden haben. Erst mit der Entdeckung unseres eigenen Innenlebens und dessen Ursprung kommt die Entdeckung des Lebens, welches das Weltall beseelt und des Geisteslebens, das allen Lebens tiefster Ursprung und Grund ist.
Der Weg zum Verstehen der Natur geht deshalb durch den Menschen selbst. Wenn er seine eigene Seele entdeckt, findet er auch Seelenleben bei allem Lebenden: bei der Pflanze zu seinen Füßen, bei der Blume, der Frucht und dem Baum. Und wenn er gewahr wird, daß er *Geist* ist, findet er auch Geistesleben in der Natur und entdeckt schließlich, daß alles im Grunde Geist ist.
Was ist das Leben? *Ein einziger großer Zusammenhang ... ein einziges großes, lebendes Ganzes.* Was ist der Sinn des menschlichen Lebens auf Erden? Diesen großen, lebenden Zusammenhang zu erfassen und zu verstehen und sich in ihm einzuordnen als ein bewußt wirkender, mitschaffender Teil. Was ist Glück? In einer möglichst vollkommenen Harmonie mit diesem Zusammenhang zu leben. Was ist Sünde? Diesen Zusammenhang zu zerreißen. Was ist Gesundheit? Das Ergebnis des Ganzes.
Das Größte und Wunderbarste von allem im Leben ist deshalb: '*ein ganzer Mensch zu sein*'." [41]

Hier offenbart sich die tiefe Bedeutung dessen, was Are Waerland „Lebenserneuerung" nennt. Der tiefe Sinn der Ernährungsreform ist nicht einfach, notgedrungen auf rohen Salatblättern herumzukauen, weil man sich davon körperliche Gesundheit verspricht. Sondern es geht darum, den Menschen nicht mehr als abgetrenntes Wesen zu sehen, das seine Erfüllung in flüchtigen Sinnesgenüssen zu suchen hat, wie die moderne westliche Zivilisation es uns vorzugaukeln versucht. Es geht darum, den abgetrennten Menschen wieder mit den Kräften des Kosmos zu verbinden und zwar auf allen Ebenen: den Körper mit der Natur, mit dem Weltall, die Seele mit Gott und den Geist des Menschen mit dem Urgeist, der alles durchströmt.

Die übliche Religion kümmert sich kaum um den Körper, ja, ihr ist alles Körperliche sogar suspekt, sie bezeichnet Fitness-Training als „Körperkult“ und dem großen Thema der Ernährung steht sie meist völlig indifferent gegenüber. Währenddessen kümmert sich die übliche Gesundheitslehre kaum um Seele und Geist und sieht allein in körperlichen Maßnahmen den Schlüssel zum Heil. Are Waerland aber schenkt uns die Vision vom ganzheitlichen kosmischen Menschen, und das ist seine zeitlos gültige Botschaft an die Menschheit.

- Genussmittel

Bemerkenswerterweise beginnt Are Waerland seine Broschüre *Warum ich weder Fleisch, Fisch noch Ei esse* [42] mit folgenden Worten: „Es gibt noch Schädlicheres auf dem Speisezettel als Fleisch, Fisch und Ei. Zum Volksfeind Nr. 1 unserer Gesundheit erkläre ich den raffinierten Zucker...“

Nach Aufzählung der vielen Gründe für diese Behauptung fährt er fort: „Nach dem weißen Zucker sind als Hauptvolksfeinde zu nennen: Tabak, Alkohol und Kaffee.“ Alle diese Genussmittel widersprechen nicht einer vegetarischen Lebensweise aus ethischen Gründen sie sind ja nicht vom Tier. Wenn wir jedoch den nächsten Schritt gehen wollen und nach einer tiefgreifenden Gesundheit streben, indem wir den Einklang mit den Naturgesetzen suchen, so haben wir unser gesamtes Suchtverhalten zu hinterfragen und zu überwinden. Um nichts anderes handelt es sich nämlich hierbei: Es sind Süchte, denn unser Körper kann keinen dieser vier Stoffe auch nur im Mindesten als Aufbaustoffe für einen gesunden Ablauf seiner Funktionen verwenden.

„Das Erstaunlichste am Waerlandsystem ist, daß es die Menschen nach der durchgeführten Umstellung ihrer Ernährungsweise vollständig von jedem Verlangen nach Genußgiften befreit.“ [6]
Jedoch ist es auch so, dass das Festhalten an den Suchtstoffen den Übertritt zur naturgemäßen Ernährung erschwert. Gehen wir die vier genannten Suchtstoffe durch, um diese Aussagen zu belegen:
Zucker wirkt zerstörerisch auf die Darmflora und behindert so die Verdauung der Pflanzlichen Rohkost. Andererseits führt die Aufnahme von natürlichen Kohlenhydraten aus Obst und Gemüse bzw. indirekt über fetthaltige Lebensmittel wie Nüsse und Oliven zu einem konstanten Blutzuckerwert, bei dem der bekannte Heißhunger auf ungesunde Süßwaren nicht mehr auftritt. Der *Tabak* stört die Bildung des Enzyms Ptyalin im Mundspeichel, das wichtig für die Aufnahme stärkehaltiger Produkte (wie Kartoffeln und Getreide) ist. Daher fühlt sich der Raucher weiterhin zu den mehr eiweißhaltigen Produkten Fleisch, Fisch und Ei hingezogen. [6]
Alkohol wirkt ebenfalls, wie auch der Zucker, zerstörerisch auf die Darmflora.
Zur Erklärung, weshalb sich die Menschen zu Tabak und Alkohol hingezogen fühlen, schreibt Are Waerland: „Es ist verständlich, daß die Menschen zu Genußmitteln greifen, weil sie sich nicht wohlfühlen. Sie leiden an Unlust, Depressionen, mangelnder Arbeitskraft, Müdigkeit, schlechtem Denk und Konzentrationsvermögen, Überempfindlichkeit, Nervosität, Schlaflosigkeit usw. Sie wollen sich rasch von diesen Empfindungen befreien und greifen deswegen zu den Mitteln, welche unsere Zivilisation gefunden und produziert hat, in erster Linie zu Betäubungsmitteln, das heißt zu Tabak und Alkohol.“ [6]

Die Betäubungsgifte addieren sich zu den anderen Giften im Körper und führen so zu einem Teufelskreis, worin der Mensch immer weiter nach den Betäubungsgiften verlangt. Umgekehrt wird dann das natürliche Wohlgefühl durch eine gesunde Lebensweise die beschriebenen Zustände gar nicht erst aufkommen lassen, die zu dem Wunsch nach künstlicher Anregung oder Betäubung führen. Wenn man noch raucht oder einen Wein höher schätzt als einen frischen, unvergorenen Traubensaft, hat man da wirklich schon die Bedeutung der naturgemäßen Lebensweise richtig erfasst? Entsprechend wird das Koffein im Kaffee eingesetzt, um den Körper aufzuputschen, wenn man sich müde und schlapp fühlt. Hierbei treten die typischen Anzeichen einer Sucht zutage: Der Stoff wird in den Stoffwechsel des Körpers eingebaut, so dass der Mensch sich ohne ihn nicht mehr wohl fühlt. „Ich brauche morgens meine Tasse Kaffee, um in Gang zu kommen." Dabei tritt eine Toleranzsteigerung ein, so dass die benötigte Tagesdosis immer höher wird bzw. sich auf hohem Niveau mit geringer Wirkung einpendelt. Die Unnatürlichkeit dieser Praxis möchte ich an meiner eigenen Erfahrung als völliger Kaffee-Abstinenzler schildern. Wenn ich nämlich am Tage etwa nach dem Mittagessen auch nur eine einzige Tasse Kaffee trinke, dann kann ich drei viertel der darauf folgenden Nacht nicht schlafen, liege da mit Herzrasen und kalten Schweißausbrüchen. Vielleicht finden manche Kaffeetrinker diese Gegenüberstellung belustigend und empfehlen mir eine hinreichende Gewöhnung. Dann würde ja so etwas nicht mehr vorkommen. Doch die Wahrheit ist umgekehrt: Diese Reaktion ist die natürliche Reaktion und zeigt, um was für ein gefährliches Gift es sich bei Kaffee handelt. Dass einem solche Körperreaktionen unbekannt sind, weil man das Koffein bereits in seinen Stoffwechsel eingebaut hat und dass man im Gegenteil morgens und nachmittags seine Tasse Kaffee braucht, um in Gang zu kommen, beschreibt dagegen eine gefährliche Stufe der Abhängigkeit und der Degeneration, des unsichtbaren Aufbaus einer späteren Krankengeschichte. Die Geisteshaltung, ein unnatürliches Suchtmittel für den reibungslosen Ablauf der körperlichen Funktionen zu benötigen, steht einer naturgemäßen Lebensweise diametral entgegen. Die naturgemäße Lebensweise führt zu einer Entschlackung, einer verbesserten Sauerstoffversorgung und zu einem konstanten Blutzuckerwert, so dass es einem völlig unbegreiflich vorkommen wird, wie man einmal den Kaffee als Treibstoff für wachen Geist und Tatkraft ansehen konnte.

Bisher ist nur sehr wenig über die weit reichenden gesundheitsschädlichen Auswirkungen dieser vier Genussgifte gesagt worden. Jedoch ist vielleicht deutlich geworden, sofern man es nicht sowieso im Stillen längst weiß, dass Zucker, Tabak, Alkohol und Kaffee sich nicht mit einer gesundheitsbewussten Lebensweise vereinbaren lassen. Wenn man es sich bewusst macht, dass der Körper ursprünglich diese vier Genussmittel in keiner Weise benötigt, so liegt es auf der Hand, dass es nur die Seele sein kann, die hierdurch ihre Defizite zu kompensieren versucht.
Die Seele fühlt sich abgetrennt von der kosmischen Einheit und empfindet einen Mangel an Liebe, Wärme, Geborgenheit, Klarheit und Energie. Anstatt sich nun nach innen zu wenden, um die verlorene Einheit wiederherzustellen, sucht sie im Äußeren nach jenen Stoffen, die ihr ein bischen von dieser Liebe, Wärme, Geborgenheit, Klarheit und Energie vermitteln sollen. Der Weg, um diese Süchte zu überwinden, bedeutet deshalb nicht einfach, diese Genussmittel beiseite zu lassen. Denn wie jeder Suchtkranke weiß, tut sich dann alsbald ein Vakuum auf, das umgehend wieder in das alte Suchtverhalten (oder in andere Kompensierungsstrategien) führt. Sondern der Weg bedeutet, ein nach innen gewandtes, von innen her erfülltes, liebevolles Leben zu führen, „diesen großen, lebenden Zusammenhang zu erfassen und zu verstehen und sich in ihm einzuordnen als ein bewusst wirkender, mitschaffender Teil“, wie Are Waerland es ausdrückt [41]. Dann fallen die Süchte von

ganz alleine von uns ab, weil die Seele etwas Besseres gefunden hat: Gott. Das ist ganzheitliche Gesundheit, und wie soll ohne diese Ganzheitlichkeit unser bisheriges Suchtverhalten überwunden werden?

- Darmgesundheit

Verstopfung ist ein weit verbreitetes Übel. Es ist so weit verbreitet, dass man schon gar nicht mehr weiß, wie viele Entleerungen denn normal wären. Ist es normal, einmal am Tag unter großen Anstrengungen eine verhärtete übelriechende Masse hervorzubringen, welche von der Nahrungsaufnahme bis zur Ausscheidung mehrere Tage im Verdauungstrakt verbracht hat? Waerland bezeichnet als normal den „hippokratischen Darmentleerungsrhythmus“ von drei breiartigen geruchlosen Entleerungen am Tag. Natürlich kann auch diese Zahl nicht allzu starr gesehen werden. Andererseits wird aber das Problem der Verstopfung viel zu sehr auf die leichte Schulter genommen. Es wird als unbedeutendes Malheur gesehen, mit dem man eben zu leben habe. Doch der Darm ist ein bedeutendes Aufnahme und Ausscheidungsorgan mit einer enormen Fläche. Würde man die ganzen Darmzotten auseinanderfalten, so käme man wohl leicht auf die Größe eines Tennisplatzes. Werden aber die Darmwände durch alte Kotreste mehr und mehr verklebt, so schwindet die zur Verfügung stehende Resorptionsfläche mehr und mehr: vom Tennisplatz zur Tischtennisplatte, von der Tischtennisplatte zum Handtuch, vom Handtuch zur Spielkarte.
Was ist die Folge? Der Körper kann all die wunderbaren Nährstoffe, die wir ihm mit der gesunden Ernährung anbieten wollen, gar nicht aufnehmen. Sie zwängen sich durch ein Rohr von Kotresten zum Ausgang, und nur ein Bruchteil kommt überhaupt in den reichlich vorhandenen Blutbahnen in den Darmzotten an. Das ist mit ein Grund, weshalb viele Menschen an Mangelzuständen an

Mineralien und Vitaminen leiden, nicht nur der Nährstoffmangel unserer Nahrung aufgrund der falschen Nahrungsauswahl und der Verarmung der Böden. Das ist der Grund, weshalb alle Ernährungspioniere bei dem Übertritt zur gesunden Ernährung Einläufe empfehlen. Die naturgemäße Ernährung führt nach meiner Überzeugung mit der Zeit automatisch zur Auflösung dieser alten Kotreste, jedoch kann dieser Vorgang durch Einläufe bzw. durch eine Darmreinigungskur natürlich wesentlich beschleunigt werden. Das kann bei fortgeschrittenen Krankheiten lebensrettend sein.

Die Ausscheidungsfunktion des Darmes hat zwei Aspekte: Natürlich möchte sich der Körper jener Nahrungsbestandteile entledigen, für die er keine Verwendung hat. Zum anderen dient der Darm aber auch, ebenso wie alle anderen Körperausgänge (Nase, Mund, Poren, Lunge, Blase) zur Entgiftung. Die Diffusion an den Darmzotten zwischen Innenraum und Blutbahnen findet in beiden Richtungen statt: Nährstoffe werden aufgenommen, Giftstoffe werden abgegeben. Wenn nun aber der Darm verstopft ist und sich mehr und mehr mit alten Kotresten füllt, kann hier das Blut nicht nur nicht seine Giftstoffe abgeben, sondern es wird zusätzlich mit den Giftstoffen aus dem Darm belastet. Die Fäulnisgifte im Darminhalt reichern sich an, werden immer schlimmer, vergiften den ganzen Körper, führen zu allerlei Krankheiten und lähmen zudem noch die Peristaltik des Darmes (die wellenförmigen Stoßbewegungen), so dass der Darm noch träger wird: ein Teufelskreis. Diese Vergiftungserscheinungen, die aus dem „unbedeutenden Malheur Verstopfung" resultieren, bilden eine Hauptursache der Krankheiten, so dass Are Waerland zu dem Schluss kommt: „der Schlüssel zur Gesundheit liegt im Darm" [43].

In seinem Buch *Der Weg zu einer neuen Menschheit* [6] berichtet Waerland von dem Chirurgen Sir Arbuthnot Lane. Dieser heilte wie von Wunderhand zu Anfang des 20. Jahrhunderts die verschiedensten

Krankheiten (rheumatische Entzündungen, Drüsen und Gefäßerkrankungen, Neurodermitis und Lähmungserscheinungen), indem er den vollständigen Dickdarm amputierte. Diese Methode hat den Vorteil, dass sie jegliche Vergiftung durch den Dickdarm sofort vollständig ausschaltet. Jedoch wird andererseits natürlich auch die Resorption von Flüssigkeit und Nährstoffen aus der Nahrung stark eingeschränkt. Waerland ging davon aus, dass der Dickdarm wie alle anderen Organe des Körpers auch wichtige Aufgaben zu erfüllen habe und dass die Lösung in einer Darmreinigung durch Fasten und Einläufe und in einer naturgemäßen Ernährung zu suchen sei.
Er gelangte zu zwei Komponenten, die eine ordnungsgemäße Funktion des Darmes und eine geregelte Ausscheidung ermöglichen:

- genügend Faserstoffe in der Nahrung,
- die richtige Darmflora.

Der erste Punkt ist heute weitgehend bekannt. Die Ballaststoffe sind „in aller Munde“, wenn auch leider meistens nur verbal. Teilweise muss man aber auch sagen, dass hier Waerland über das Ziel hinausschießt. Zur Verwendung der ballaststoffreichen Lebensmittel Obst, Gemüse und Vollkorngetreide empfiehlt Waerland die reichliche Verwendung von Weizenkleie. Diese aber reizt durch ihre messerscharfen Kanten übermäßig die Darmschleimhäute, wie der ehemalige Waerlandist Helmut Wandmaker kritisiert[29]. Da es sich bei Weizenkleie ebenso wenig um ein Vollkornprodukt handelt wie bei Weißmehl, ist hier das Prinzip der naturgemäßen Ernährung verletzt, die Lebensmittel in ihrer Ganzheit zu belassen. Wichtig jedoch sind die in natürlicher Weise in Obst, Gemüse und Vollkorngetreide enthaltenen Ballaststoffe. Sie tragen bei zu einer ordnungsgemäßen Darmperistaltik.

Das ist jedoch nur ein Teil der Lösung. Der vielleicht noch wichtigere Teil ist die richtige Darmflora.
„Die Pflanzenabfälle werden durch Mithilfe von Gärungsbazillen wieder zu Erde verwandelt, die Reste von Tierkörpern dagegen von Verwesungsbazillen aufgelöst. Es sind zwei Klassen von grundwesentlich verschiedenen Nahrungsmitteln. Der Mensch hat die Wahl zwischen Gesundheit und Krankheit, Leben und Tod. Es hängt davon ab, ob er seine Nahrung von der Kost der Gärungsbazillen oder von der Kost der *Fäulnis*bazillen hernimmt.“ [43]

Dies ist eine grundlegende Wahrheit auf dem Ernährungsweg. Hierin liegt die eigentliche gesundheitliche Bedeutung des Vegetarismus. Die fleischfressenden Raubtiere (Löwen, Tiger, Katzen, Wölfe und Hunde) besitzen besondere Merkmale, die dem Menschen fehlen und die ihnen ihre Ernährungsweise ermöglichen. Neben den Krallen und den Reißzähnen, den blutrünstigen Instinkten und dem harnsäurespaltenden Enzym Uricase im Mundspeichel ist das ein Verdauungstrakt, der etwa dem fünf bis sechsfachen ihrer Körperlänge entspricht. Das ist erheblich kürzer als beim Menschen und ermöglicht es daher, dass die Verdauungsmasse ausgeschieden wird, ehe der oben beschriebene Teufelskreis in Gang kommt: Die Fäulnisgifte nehmen überhand, vergiften den Körper, paralysieren den Darm, lassen dadurch die Nahrung noch länger im Darm verweilen, noch mehr Fäulnisgifte entstehen ...
Nun könnte man erwidern: „Aha, der Verdauungstrakt beim Menschen hat eine Länge von etwa zehn Metern, das entspricht ebenfalls etwa dem fünf bis sechsfachen seiner Körperlänge. Also ist der Mensch zum Fleischverzehr geschaffen und mit der gutbürgerlichen Küche hat alles seine Ordnung.“ Doch hier liegt ein Irrtum vor, denn beim Tier wird die Körperlänge von der Schnauze bis zur Kuppe gemessen, also vom Beginn des Verdauungstraktes bis zu seinem Ende. Das hieße also beim Menschen, man muss als Körperlänge nicht die Strecke vom Scheitel bis zur Sohle nehmen,

sondern vom Mund bis zum After. So kommen wir bei der Länge des Verdauungstraktes auf das zehn bis zwölffache der Körperlänge, so dass die Ernährung, die schnell in Fäulnis übergeht, viel zu lange im Darm verbleibt. Und zu der fäulnisbildenden Ernährung gehört nicht nur Fleisch und Fisch, sondern auch das Ei. Are Waerland weist darauf hin, dass es in einem Gramm Fleisch etwa 1,5 Millionen Fäulnisbazillen gibt, in einem Gramm Fisch 150 Millionen und in einem Gramm Ei sogar 220 Millionen! [43] Das Ei übertrifft also sogar Fleisch und Fisch in seiner fäulnisbildenden Wirkung! Ebenso fäulnisbildend, jedoch von Waerland unberücksichtigt, ist jeglicher Schnittkäse. Zu den Produkten, die die erwünschte milchsaure Gärung fördern, gehören alle Sauermilchprodukte wie Joghurt, Buttermilch, Dickmilch, Saure Sahne, Kefir usw.. Doch Milchsäure ist auch enthalten in rein pflanzlichen Produkten wie Sauerkraut, Gemüsemost, Brottrunk und Sauerteigbrot. Diese Milchsäurebakterien unterstützen die natürliche Darmflora und helfen bei der Verdauung der Gemüse-Rohkost. Das ist der Grund, weshalb viele Fleischverzehrer an Rohkost höchstens süße Früchte und ein paar Salatblättchen vertragen, aber kaum jemals rohes Gemüse. Diese Fähigkeit zur Verdauung der Rohkost ist also keine Vererbungssache, wie es die Anhänger der gutbürgerlichen Küche gerne hinstellen, sondern eine Frage der Umstellung der Darmflora. Es ist zwar übertrieben, wenn Waerland behauptet, durch eine milchsaure Darmflora könne der Mensch wie die Kuh Zellulose aufspalten. Doch deswegen ist seine Theorie nicht grundsätzlich falsch, wie seine Kritiker behaupten. Denn die bessere Verdauung von rohem Gemüse nach dieser grundlegenden Umstellung kann jeder an sich feststellen.

So ist also der nächste Schritt, nachdem wir Vegetarier geworden sind, der Schritt zum Lacto-Vegetarier (= Milch-Vegetarier, also ohne Eier). Wir sehen also, dass es bei allen individuellen Unterschieden eine eindeutige Logik des Entwicklungsweges gibt, so dass der hier dargelegte Stufenweg eine Orientierung geben kann. Die gesunde Darmflora wird beeinträchtigt durch die vier genannten Lebensmittel Fleisch, Fisch, Ei und Schnittkäse sowie durch die Genussmittel Zucker, Alkohol und Essig. Ich bin es als Gesundköstler gewohnt, dass meine Mitmenschen nicht auf meine Ratschläge hören. Meine Partnerin ernährt sich nach der Trennkost, aber ansonsten weitgehend konventionell. So war ich umso überraschter, als sie unverzüglich meiner Empfehlung Folge leistete, den Essig zu den Putzmitteln zu stellen und die Salate stattdessen mit Sauerkrautsaft anzumachen. Mein mit Sauerkrautsaft angemachter Salat hat ihr einfach gleich viel besser geschmeckt. Später teilte sie mir mit, ihr sei es bewusst geworden, weshalb sie früher nie gern Salate gegessen habe: Sie seien ihr durch den Essig einfach viel zu sauer gewesen. Der Sauerkrautsaft hat eine lebendige Säure, der Essig aber eine abtötende Säure. Durch den Essig wird der Salat von einer gesunden zu einer ungesunden Speise verwandelt. Zu dem Problem der Übersäuerung (siehe nächster Abschnitt) kommt, dass der Essig vernichtend wirkt auf Vitamine, Enzyme und die Darmflora. Dahingegen unterstützt die Milchsäure im Sauerkrautsaft oder auch im Brottrunk die natürliche Darmflora und die Verdauung der rohen Pflanzenstoffe.

Waerland empfiehlt eine RohkostMahlzeit am Tag: Darunter versteht er gekochte Pellkartoffeln in der Schale zusammen mit rohen kleingeschnittenen, geraffelten oder gemusten Zwiebeln, Karotten, Rettichen, Kohlrabis, Grünkohl, Salaten, Gurken, Tomaten usw., was eben saisonal gerade erhältlich ist. Dazu empfiehlt er Dickmilch oder Buttermilch oder schwedische Langmilch (eine besondere Sauermilch-Zubereitung aus seiner Heimat). Als Veganer bevorzuge ich es, die Gemüse und Salate direkt mit Öl und Sauerkrautsaft anzumachen. Wer möchte, kann auch Kräutersalz oder pflanzliche Brühwürze hinzufügen, solange er sich für Waerlands Empfehlung auf Salzbeigaben zu verzichten, noch nicht bereit fühlt. Auf diese Art und Weise schmecken die Gemüse und Salate wunderbar und bereiten keinerlei Verdauungsbeschwerden.

Wenn jemand also auf Milchprodukte verzichten möchte, so kann er auch als Veganer die Prinzipien Are Waerlands weiterverfolgen und davon profitieren. Deshalb empfinde ich solche Urteile als zu kurz gegriffen, wenn man als Veganer sagt: „Waerland hat Milchprodukte empfohlen, also ist seine Ernährungslehre falsch". Für viele mag unter den gegebenen Umständen und ihrem Entwicklungsstand entsprechend seine Empfehlung genau richtig gewesen sein. Dennoch hat er es gewiss niemandem verboten, sich weiterzuentwickeln.
Ebenso wenig hilfreich finde ich die Diskussion, ob es denn richtig oder falsch sei, überhaupt irgendwelche milchsauer vergorenen Produkte von außen aufzunehmen, um damit die Darmflora zu unterstützen. Manche fanatischen Rohköstler argumentieren, dass ein gesunder Darm bei einer naturgemäßen Ernährung eine solche Unterstützung nicht nötig habe. Das will ich gar nicht bestreiten. Aber es geht auch hier nicht um richtig oder falsch, sondern um die Frage, was dem Menschen in seinem jeweiligen Entwicklungsabschnitt hilfreich ist. Natürlich hätte ich auch meiner Partnerin empfehlen können, sie möge doch bitte den Essig im Salat ab sofort durch Luft ersetzen. Ob ich sie damit ebenso überzeugt hätte, halte ich allerdings für fraglich.

Die milchsauren Produkte können uns helfen, unseren nächsten Schritt zu vollziehen und unseren Organismus umzustellen. Auch ist es interessant, dass die besonders langlebigen Völker (Bulgaren, Kaukasier und Hunzas) immer in den Zusammenhang mit dem Verzehr von Milchsäure-Produkten gebracht werden.

Hin und wieder treten Fälle bei Rohkost-Veganern auf, die aufgrund von Vitamin B12-Mangel ernste gesundheitliche Störungen erleiden. Bei Kindern kann dies sogar bis zum Tode führen. Es ist schade, dass durch solche Fälle die Rohkost-Philosophie diskreditiert wird. Betrachtet man sich diese Fälle aber genauer, dann stellt man fest, dass es sich immer um Fanatiker handelte, die alle tierischen Produkte von heute auf morgen gemieden haben und die auch alle pflanzlichen Milchsäure-Produkte vehement als künstlich ablehnten. Ihre starken Begierden nach tierischen Produkten haben sie gewaltsam unterdrückt. Hieraus wird deutlich, wie wichtig ein stufenweises Vorgehen sein kann, wie es hier aufgezeigt wurde, und dass die Milchsäure-Produkte, etwa als Salatbeigabe, für die Vitamin B12Versorgung eine wichtige Rolle spielen.

- Säuren und Basen

Verschiedentlich war nun schon von übersäuernden und basischen Lebensmitteln die Rede. So wird es höchste Zeit, die Sache näher zu erläutern. Gemeinhin wird ja angenommen, das Gegenteil von sauer sei süß. So wird, um die Säurewirkung einzudämmen, vielfach Zucker eingesetzt: zu Essigsalaten, zu Orangensaft, zu Erdbeeren. Doch liegt hier ein grundlegender Irrtum vor. Denn was unsere Körperchemie betrifft, ist das Gegenteil von sauer basisch, und der Zucker kann die übersäuernde Wirkung einer Mahlzeit nur verstärken. Den verschiedenen Säuren stehen die basischen Mineralien gegenüber, die diese neutralisieren können. Überschüssige Säuren müssen im Körper neutralisiert werden, damit sie keinen Schaden anrichten bzw. ausgeschieden werden können. Wenn jedoch unsere Ernährung nicht genügend basische Mineralien enthält, entnimmt sie der Stoffwechsel dem körpereigenen Gewebe und den Knochen bzw. lagert dort die Säuren ein.
„Professor Eppinger in Wien veröffentlichte schon vor dem Zweiten Weltkrieg, daß das Blut der Oesterreicher, die sich mit der normalen Volkskost ernähren, im Alter von ca. 35 Jahren mit Säuren

völlig übersättigt sei. Er nannte diesen Zustand Blutrheuma, das Vorstadium der meisten Stoffwechselkrankheiten. Es ist ja bekannt, daß die Stoffwechselleiden heutzutage auch bei uns gegen das 40. Lebensjahr in erschreckender Zahl aufzutreten pflegen. Das ist so zu erklären: Das mit Säuren (Stoffwechselschlacken) übersättigte Blut muss mangels Basen, die zur Ausscheidung nötig wären, die Säuren ablagern in Geweben, Muskeln, Sehnen, Nerven, aber auch in Knochen und Organen, ... wo immer ein Depot geschaffen werden kann. Auch die Steinbildung (Gallensteine, Nierensteine, Blasensteine) ist eine Notmaßnahme des Körpers, um überschüssige Ausscheidungsstoffe zu deponieren. Diese Ablagerungen leisten allerlei Stoffwechselleiden Vorschub wie Rheumatismus in allen seinen Formen, Leber, Magen, Nieren und Herzleiden, Zuckerkrankheit, hohem Blutdruck, Kreislaufstörungen und anderen Stoffwechselkrankheiten mehr. Auch allerlei Zahnkrankheiten entstehen durch die Versäuerung: Zahnfäulnis, Zahnfleischlockerung und -schwund oder -schwellung.“ [44]

Das ist der Grund, weshalb Are Waerland immer wieder behauptet, die Erkrankungen des rheumatischen Formenkreises wären am allerleichtesten zu heilen, weil sie am direktesten auf Übersäuerung zurückzuführen sind. Somit bedeutet eine Beendigung des „Blutrheumas“ durch eine basenreiche Ernährung auch das allmähliche, aber sichere Verschwinden aller rheumatischen Erscheinungen.

Wir haben von einer „Übersäuerung“ gehört. Gibt es auch eine „Überbasung“?
„Wir hören heute selbst in Laienkreisen oft den Ausdruck, das Blut oder der Organismus sei ‚versäuert‘. Nie aber behauptet jemand, daß er ‚verbast‘ sei, weil tatsächlich eine zu große Ansammlung von Basen in unserem Organismus durch Nahrungsaufnahme gar nicht möglich ist. (...) Die Basen unterscheiden sich von den an-

organischen Säuren hauptsächlich dadurch, daß Überschüsse vom Körper ohne weiteres ausgeschieden werden können, ohne daß sie etwa durch Säuren neutralisiert werden müßten“ [44]

Während übersäuernde Lebensmittel oft deutliche Säureüberschüsse aufweisen, liegt der pH-Wert basischer Lebensmittel meist nur ganz knapp über dem neutralen Wert von 7. Die meisten Menschen, die mit dem neutralen Wasser fasten, stehen in der Gefahr zu übersäuern, während nur bei völlig gereinigten Menschen das Wasser anstatt von basischen Gemüsesäften bei längeren Fastenkuren zu empfehlen ist.

Während die Azidose (= Übersäuerung) in den vielfältigsten Formen und Erscheinungen bekannt ist, kennt die Medizin eine Alkalose (= Übersättigung mit Basen) eigentlich nur in einem einzigen Fall: als unmittelbare Vorstufe zur Azidose. Nach einem lang anhaltenden Kampf gegen eine Übersäuerung nämlich kann es geschehen, dass der Körper plötzlich alle basischen Mineralien, die er irgend losmachen kann, ins Feld wirft, und so diese kurzfristige Verbasung herbeiführt. Das wäre zu vergleichen mit dem Aufblähen eines alten Sternes bei einer Supernova; dies deutet nicht auf eine Vergrößerung des Sternes hin, sondern auf seinen baldigen Zusammenbruch.

Im Titel der Broschüre von Hedy Bircher-Rey – „Wie ernähre ich mich richtig im Säure-Basen-Gleichgewicht?“ - drückt sich eine Auffassung aus, die auch Are Waerland in seinen Schriften vertritt: Wir müssten uns um ein Gleichgewicht zwischen übersäuernden und basischen Lebensmitteln bemühen. Doch diese Auffassung ist falsch. Unser Bestreben sollte es vielmehr sein, möglichst viele basenüberschüssige Lebensmittel zu uns zu nehmen. Doch auch hierbei können Fehler gemacht werden. Denn es wird allzu häufig außer acht gelassen, ob denn das Angebot an Basen, das wir dem Körper so großzügig offerieren, auch von ihm verwertbar ist. Damit unser Stoffwechsel die basischen Mineralien zu organischen

Zellbestandteilen verwandeln kann, müssen nämlich zwei Voraussetzungen gegeben sein.

- Sie müssen in einem ausgewogenen Verhältnis zueinander stehen.
- Sie müssen als „organische Mineralien" im Verbund der lebenden Pflanzenzelle stehen.

Ausschließlich pflanzliche Rohkost erfüllt diese beiden Voraussetzungen. Und hier ist besonders das grüne Blatt zu erwähnen, das keinesfalls in unserer Ernährung fehlen sollte (Feldsalat, Spinat, Grünkohl, Staudensellerie...). Das Kalzium in der Milch erfüllt keine der beiden Voraussetzungen. Ihm fehlt als Gegenspieler das Magnesium, und seinen organischen Verbund innerhalb des Grashalms auf der Weide hat es auch längst eingebüßt. Zudem wirkt die Milch durch ihr schwerverdauliches Eiweiß übersäuernd (bei Sauermilchprodukten ist das Eiweiß schon teilweise aufgeschlossen und leichter verdaulich). Eine Blutarmut aufgrund von Eisenmangel, den man bei manchen Vegetariern feststellen kann, liegt nicht am Mangel an tierischen Produkten, sondern an lebendiger pflanzlicher Rohkost. So gibt es diesen ja auch nicht nur bei Vegetariern. Damit das Eisen vom Körper aufgenommen werden kann, muss auch immer genügend Vitamin C in der Nahrung enthalten sein. Es wird jedem einleuchten, dass man bei Eisenmangel nicht täglich einen Teelöffel voll Eisenspäne zu sich zu nehmen hat, sondern lebendige eisenhaltige Pflanzen wie Spinat oder Äpfel. Es sei jedoch nicht bestritten, dass anorganische Mineraliengaben z.B. in Form von Milch oder abgekochtem Gemüseabsud, wie es Are Waerland empfiehlt, oder von Pulverpräparaten das Blutbild kurzfristig positiv in Richtung basisch verändern können. Jedoch sollten wir uns dessen bewusst sein: Je mehr Milch und Gekochtes wir zu uns nehmen (besonders betrifft das erhitzte Getreidespeisen und natürlich erst recht künstliche Mineralienpräparate), desto mehr verknöchern und verkalken wir, weil das dazu führt, dass der Stoffwechsel diese anorganischen Mineralien im Blut nicht etwa in die Knochen und die Gewebezellen einbauen kann, wo sie ja letzten Endes hin sollen, sondern mehr und mehr an den Gefäßwänden ablagert. Hier ist die Aussage Hedy Bircher-Reys, der Körper könne Basenüberschüsse stets mühelos ausscheiden, wohl einzuschränken auf die im organischen Verbund aufgenommenen basischen Mineralien, also in pflanzlicher Rohkost.

Helmut Wandmaker beschreibt den Zustand des „Säuregegners" Fred W. Koch im Alter, der stets alle seine Speisen mit Basenpulver neutralisierte: „...ein gramgebeugtes Männlein mit verkümmerten, braunen Zähnen ... seine geistige Schwerfälligkeit deutet auf eine schwere Gehirnverkalkung hin ... Auch Koch und seine Nachfolger der AAM (Anti-Acid-Methode) klagen unentwegt das Obst an und vergessen den hohen Anteil von immer säurebildender Kochkost und vielem Getreide in ihren Rezepten. Koch hat immer Walter Sommer belastet, der Unterschied ist nur, daß Koch nur 78 wurde, Sommer aber 99." [29]

Mineralische Basenpulver sind hervorragend dazu geeignet, unsere Nahrungspflanzen zu düngen. Denn die Pflanzen, im Zusammenhang mit dem Bodenleben, haben diese Fähigkeit, die die Menschen nicht haben, anorganische Mineralien in organische Zellbestandteile zu verwandeln.
Auch bei den Säuren gilt es zu differenzieren:

„In Laienkreisen herrscht oft noch Verwirrung, weil nicht bekannt ist, daß die Bezeichnung ‚Säuren' zwei gänzlich verschiedene Gruppen von Nahrungselementen umfaßt, die in ihrer Wirkung völlig verschieden sind. Es handelt sich um die organischen und die anorganischen Säuren.

Anorganische Säuren
Unsere wichtigsten Säuren stammen aus dem Eiweiß. Sie werden

frei durch den Abbau von eiweißreichen Nahrungsmitteln sowohl aus dem Tier als auch aus dem Pflanzenreich. Der Sammelname der aus dem Eiweiß stammenden Säuren ist Amino-Säuren. Eine andere Säuregruppe sind die Mineralsäuren, von denen hier nur einige der bekanntesten genannt seien: Salzsäure, Schwefelsäure, Phosphorsäure, Salpetersäure. Die Harnsäure ist ein Endprodukt der Stoffwechselvorgänge im Körper.
Anorganische Säuren, die vom Organismus nicht benötigt werden, können nur nach Verbindung mit basisch wirkenden Elementen, wie z.B. Kalk, Kalium, Natrium, Magnesium, in Form von sogenannten toten Salzen (Harnsalzen) den Körper verlassen.

Säurenbildner oder Basenräuber

Basenräuber nenne ich solche Nahrungsmittel, die selbst keine anorganischen Säuren zuführen, aber dennoch versäuernd wirken, weil ihre Basenelemente und deren Komplementärstoffe (Ergänzungs-Stoffe) durch den Herstellungsprozeß ausgeschieden, zerstört oder weitgehend verändert wurden, wodurch der Körper gezwungen wird, die Basen aus seiner Reserve zu liefern. Die gefährlichsten Basenräuber unserer Volksernährung sind: weißer Zucker, Weißmehl und dessen Produkte, gehärtete und raffinierte Fette.
Dies ist die Erklärung dafür, daß selbst bei Reinvegetariern, die sich nicht mit vollwertigen Produkten und genügender Rohnahrung ernähren, eine oft ebenso große Versäuerung eintritt wie beim Fleischesser.

Organische Säuren

Die organischen Säuren dürfen keinesfalls mit den anorganischen verwechselt werden. Organische Säuren sind z.B. die Frucht und die Milchsäure. Leider haben viele Menschen Angst vor diesen Säuren, die eigentlich den Namen ‚Säure' gar nicht verdienen. Sie schmecken lediglich sauer auf der Zunge, haben aber nichts gemeinsam mit den oben beschriebenen anorganischen Säuren.

Früchte, die viel Fruchtsäure enthalten, sind gerade unsere besten Basenträger, denn die Fruchtsäure macht wie alle organischen Säuren einen ganz anderen Verbrennungsprozeß im Körper durch als die anorganischen Säuren. Sie wird oxydiert, d.h. durch den Sauerstoff der Luft ohne Flamme verbrannt. Diese Kohlenstoffgase atmen wir durch Lunge und Haut wieder aus, während die Basen, die alle reichlich in Früchten vorhanden sind, durch diesen Prozeß frei werden. Sie können dann anorganische Säuren, die aus eiweißreichen Speisen stammen, neutralisieren.“ [44]

Zweierlei Säuren können völlig unterschiedlich wirken: Essigsäure ist zweifelsohne eine tote und abtötende Säure, während die Milchsäure aus dem Sauerkrautsaft eine organische und daher vom Körper verwertbare Säure darstellt. Nicht unbedingt der Geschmack oder der pH-Wert eines Lebensmittels entscheiden darüber, ob es sich im Körper sauer oder basisch auswirkt. Der süße Zucker ist also gerade ein Basenräuber, während sich das saure Obst im Körper als Basenspender auswirkt (Einschränkungen hierzu unter Kap. 17./Der bioklimatische Aspekt).

Alles in allem lautet die Empfehlung wie immer: den Anteil an pflanzlicher Rohkost erhöhen!

- Ist „Vollwert“ wirklich „voll Wert“?

Unter Vollwertkost wird eine Ernährung verstanden, die viel Rohkost enthält, die möglichst aus biologischem Anbau stammt und die aus möglichst unverarbeiteten, in ihrer Ganzheit belassenen Produkten besteht.
Ein Aspekt wird aber in einer Weise betont, die ihm nicht zukommt: der besondere Wert des vollen Getreidekorns. Um den Wert des vollen Getreidekorns analysieren zu können, ist es not-

wendig, es einer Betrachtung zu unterziehen, in welcher Form das Getreide verzehrt wird. Hier gibt es drei grundlegend verschiedene Formen, die sich völlig unterschiedlich auf die Aufschließung der Nährstoffe im menschlichen Körper auswirken:

- als Frischkornbrei,
- in erhitzter Form (gebacken oder gekocht),
- in gekeimter Form.

Der Frischkornbrei wird von Ernährungsreformern wie Kollath, Bruker oder Schnitzer empfohlen, um das Getreide nicht den Nachteilen der erhitzten Nahrung auszusetzen. Leider wird dabei übersehen, dass das Getreidekorn in roher Form so genannte Enzym-Inhibitoren enthält. Diese verhindern die enzymatische Aufschließung des Getreidekorns. Zudem sind die langkettigen Kohlenhydrate in der Getreidestärke für die menschliche Verdauung eine weitgehend unlösbare Aufgabe. Im Bestseller *Fit für's Leben* von Harvey und Marylin Diamond [36] wird sogar empfohlen, das gebackene Brot vor dem Verzehr nochmal zu toasten, um die Stärke mehr aufzuspalten. Je mehr die Stärke erhitzt wird, desto mehr nähert sie sich dem Zucker an, was am süßen Geschmack der Brotkruste leicht nachzuprüfen ist. Die ernährungsphysiologisch völlig unsachgemäße Zusammenstellung des Frischkornbreis mit Zitronensaft und Honig macht ihn erst recht zu einem unverdaulichen Produkt: Der Zitronensaft zerstört sofort das stärkespaltende Enzym Ptyalin im Mundspeichel und der Honig befördert im Magen die alkoholische Gärung. (siehe Helmut Wandmaker [29]/Kapitel: *Sollen wir Brot essen?*)

Die erhitzte Form Getreide zu verzehren, als Brot oder Nudeln, als Reis oder Mais oder Getreideschrotbrei, wie er von Are Waerland empfohlen wird, hat gegenüber dem Frischkornbrei den Vorteil, dass die Stärke schon teilweise aufgeschlossen ist und dass die Enzym-Inhibitoren zerstört wurden. Leider wurden natürlich hierbei

ein Großteil der Enzyme und Vitamine ebenso zerstört. Die Mineralien wurden „ausgefällt", so dass sie vom menschlichen Körper kaum mehr aufgenommen werden können. Diese Mineralien aus dem Getreideverzehr nennt Helmut Wandmaker „Earthy Matters" (Erdige Stoffe) und widmet ihnen in seinem Buch *Willst Du gesund sein? Vergiß den Kochtopf!* [29] ein eigenes Kapitel. Diese Mineralien füllen nicht die Basenspeicher auf, sondern führen zur Verkalkung und Verknöcherung, zur Kurzsichtigkeit und Vergreisung. Helmut Wandmaker erläutert weiter, dass die unverdaute Stärke ins Blut geht und so zur Verschleimung beiträgt, zu „Brotschnupfen" und „Brotrheuma", zu kalten Gliedmaßen und im weiteren Verlauf zu den schweren Zivilisationskrankheiten.
Und nun kommt's: Alle diese Nachteile aus dem Verzehr von erhitztem Getreide gelten nicht etwa nur für die geschmähten Weißmehlprodukte, sondern auch für die von der Vollwertküche so hoch gelobten Vollkornprodukte!

Das Ansinnen, die fehlenden Nährstoffe im bloßen Mehlkörper des Getreides durch die Zugabe oder das Belassen von Keimlingen und Kleie anzureichern gleicht dem Ansinnen, statt raffiniertem Zucker Zuckerrübensirup zu nehmen. Natürlich enthält der Zuckerrübensirup zwar noch viel mehr Bestandteile des vollen pflanzlichen Lebensmittels, der Zuckerrübe. Er ist jedoch ein zehnmal totgekochtes Produkt und inwieweit diese Nährstoffreste noch dem menschlichen Körper zugute kommen, ist mehr als fraglich. Unter dem Strich ist auch der Rübensirup in jedem Fall ein „Minusprodukt", denn er entzieht dem Körper bei seiner Verdauung viel mehr Nährstoffe, als er ihm schenkt. Deshalb kann die Konsequenz einer wirklich gesundheitsbewussten Vollwerternährung nicht lauten, den raffinierten Zucker durch Zuckerrübensirup zu ersetzen, sondern jeglichen Konsum von Zucker, in welcher Form auch immer, mehr und mehr einzuschränken.

Genauso verhält es sich mit dem erhitzten Getreide. Auch Vollkorngetreideprodukte führen zu einer „Minusbilanz“ an Nährstoffen und belasten den Körper zudem mit den Schlacken aus unverdauter Stärke und toten Mineralsalzen. Auch Vollkornprodukte wirken übersäuernd. Deshalb ist es in Bezug auf die gesunde Ernährung ebenso wie mit dem Zucker nur eine Augenwischerei, sich auf die Frage zu konzentrieren, in welcher Form man das erhitzte Getreide zu sich nimmt. Die Konsequenz muss lauten, den Verzehr von erhitztem Getreide mehr und mehr zu reduzieren. Jedoch sehe ich, im Gegensatz zu Helmut Wandmaker, im sofortigen Verzicht auf Brot, Reis und Nudeln einen schädlichen Fanatismus. Nicht umsonst wurde hier in diesem Stufenweg diese Relativierung des Wertes des Vollkorngetreides nicht auf der Stufe der hundertprozentigen Rohkost vorgenommen, sondern zwei Stufen vorher: auf der des gesundheitsbewussten Lacto-Vegetariers. Auf dieser Stufe wird empfohlen, das Getreide ob als weiße Nudeln oder als Vollkornnudeln, ob als weißer Reis oder als Naturreis zusammen mit möglichst viel Gemüse zu kochen. Natürlich sind Vollkornprodukte zu bevorzugen, jedoch noch viel wichtiger ist der hohe Gemüseanteil, durch den sich der Getreideanteil in unserer Ernährung automatisch verringert. Wichtig ist auch zu wissen, dass das Getreide Hirse basisch wirkt, ebenso der Buchweizen, ein Knöterichgewächs. Hier bieten sich also verschiedene Übergangsmöglichkeiten an.

Warum nicht einmal einen Topf Nudeln zusammen mit einem kleingeschnittenen Suppengrün kochen? Warum nicht den Reis zusammen mit Lauchringen und roten Paprikastreifen kochen oder mit Zwiebeln und einem Stückchen Ingwer... oder mit Zucchinischeiben und frischem Dill... oder, oder, oder ...? Der Phantasie sind hier keine Grenzen gesetzt. Man wird feststellen, dass auf diese Weise die Getreidegerichte gleich viel schmackhafter und bekömmlicher werden.

Natürlich ist das gesundheitlich gesehen nicht die ideale Lösung, da es sich immer noch um Kochkost handelt. Weiterhin gehen viele Enzyme und Vitamine durch das Erhitzen verloren. Aber man kann auf diese Art und Weise die übersäuernde Wirkung des Getreides zumindest abschwächen. Außerdem ist natürlich der Anteil an pflanzlicher Rohkost in der sonstigen Ernährung stetig zu erhöhen, der zu einer positiven Gesamtbilanz beiträgt.

Und hier kommen wir noch zu der dritten Variante des Getreideverzehrs: in gekeimter Form. Wenn ein volles, unerhitztes Getreidekorn mit Wasser in Berührung kommt, beginnt es zu keimen. Dabei spielen sich erstaunliche Vorgänge in seinem Inneren ab: nicht nur, dass die Enzym-Inhibitoren abgebaut werden, nein Enzyme und Vitamine vermehren sich geradezu explosionsartig, die vorher anorganischen Mineralien werden in den organischen Verbund eingebaut, die Stärke spaltet sich auf zu leicht assimilierbaren Zuckerstoffen. Es geschieht in idealer Weise genau das, was für die optimale Ausschöpfung des Getreidekorns durch den menschlichen Körper notwendig ist. So haben auch Getreidekeimlinge und die Säfte daraus erstaunliche Heilkräfte.
So könnte man meinen, dass wir hier die gottgewollte, naturgemäße Form des Getreideverzehrs gefunden haben. Doch wird das gerade von manchen frommen Religionsanhängern bestritten. Sie verweisen darauf, dass das Korn als Endprodukt eines pflanzlichen Lebenszyklus die Frucht sei, die dem Menschen zugedacht ist. Der Keimling aber sei der Beginn eines neuen Lebenszyklus, der nicht schon zu Beginn unterbrochen werden dürfe. Merkwürdigerweise haben jedoch die gleichen Kritiker des rohen Getreidekeimlings gegen den Konsum von Getreidekaffee und Bier nichts einzuwenden. Beide Produkte basieren auf Malz, und Malz ist nichts anderes als gekeimtes und geröstetes Getreide. Mir ist es noch nicht gelungen, den Sinn dieser zweigleisigen Logik zu entschlüsseln. Deshalb sei dem Leser hier empfohlen, seine eigenen Versuche mit dem

gekeimten Getreide zu machen und dann nach dem Geschmack, der Bekömmlichkeit und der Wirkung auf die Gesundheit seine eigene Entscheidung zu treffen.

15. Veganismus (ethische Motivation)

- Was bedeutet „vegan“? (Viviane Witschi)

Im Allgemeinen bedeutet Veganismus den soweit wie praktisch möglich konsequenten Verzicht auf jegliche tierischen Produkte, was im Speziellen heißt, dass VeganerInnen weder Fleisch, Fisch, Geflügel, Wild noch andere Produkte tierischer Herkunft wie zum Beispiel Milch, Käse und andere Milcherzeugnisse (Joghurt, Quark etc.), Eier, Honig, Gelatine, tierische Fette, Produkte, in denen diese Dinge enthalten sind usw. konsumieren und auch über die Ernährung hinaus darauf achten, dass sie, sofern praktikabel, auf alles Tierische verzichten, z.B. Wolle, Leder, Seide und Ähnliches. Auch wird darauf geachtet, dass durch die Lebensweise möglichst kein Lebewesen zu Schaden kommt. So lehnen VeganerInnen die Ausbeutung/Ausnutzung/Unterdrückung aller Lebewesen ab und versuchen, tierversuchsfreie Kosmetika, Medikamente und Ähnliches zu benutzen, fair gehandelten/s Kaffee, Tee, exotisches Obst und andere Konsumprodukte zu kaufen, Ausbeuterfirmen wie Nike (Kinderarbeit) und Procter&Gamble (die größten Verbrecher, was Tierversuche angeht, sind z.B. verantwortlich für Pringles, Punica, Always Ultra, Fairy Ultra...) zu boykottieren oder nehmen keine Nahrungsmittel zu sich, die mit E-Stoffen (Nahrungsmittelzusätzen) angereichert sind, da diese oft tierischer Herkunft sind und immer an Tieren getestet wurden. Für mich haben Tiere genau so ein Recht auf Leben wie Menschen (dass auch diese nicht immer menschenwürdig behandelt werden und Hilfe und Unterstützung brauchen, steht außer Frage, soll aber hier kein zentrales Thema sein). Tiere sind im gleichen Maße wie die Menschen leidensfähig, haben Gefühle, spüren Schmerz und Trauer.

Die Frage ist nicht: „Können sie verständig denken?“ oder: „Können sie sprechen?“ sondern: „Können sie leiden?“

Jeremy Bentham

Der Satz, der mich am meisten beeindruckt hat, war: *Bleibe nicht auf halbem Wege stehen, sondern gehe den Weg konsequent weiter!* (Wobei natürlich jeder/m bewusst sein sollte, dass eine 100 %ig konsequente Lebensweise nicht praktikabel ist und die absolute Abgrenzung von jeglichem Leben darstellen würde, denn mensch dürfte theoretisch keine Zeitung mehr lesen (Gelatine in Fotofilmen), kein Auto mehr fahren (nicht nur in der Herstellung bestimmt nicht tierfreundlich, sondern auch in der Praxis: wie viele Tiere sterben gewaltsam auf den Straßen etc.) und noch vieles mehr. Leider wird es uns nicht gerade leicht gemacht und überall verstecken sich Ausbeutung, Quälerei und Mord.) Vegan wird mensch nicht geboren. Vegan sein ist eine Frage der inneren Einstellung und der Information, zumindest in unserer westlichen Welt. Auf der Welt gibt es Menschen, die haben nicht die Wahl, sie ernähren sich vegetarisch oder vegan, weil ihr Speiseplan von Natur aus nichts anderes hergibt. Genauso gibt es Religionen, deren Dogma es ist, jedem Lebewesen mit dem gleichen Respekt zu begegnen, da sie glauben, dass sie als Belohnung für ein gutes Leben auf einem besseren Planeten wiedergeboren werden, weshalb sie auch vegan leben. Wir leben hier in einer Wohlstandsgesellschaft, die die freie Wahl hat, wie sie sich ernähren möchte. Ich habe zuerst „nur" vegetarisch gelebt, einfach aus dem Grund, dass ich nicht einsah, dass für meinen Genuss Tiere sterben sollten. Darüber, wo Milch und Eier herkommen, hatte ich mir nie Gedanken gemacht (vom Tier, ganz klar, aber das war nicht weiter schlimm, diese Tiere lebten ja noch ...). Ich wusste, dass es VeganerInnen gibt, die jegliche tierischen Produkte meiden, doch ich kam nie auf die Idee, das zu hinterfragen, bis ich selbst zwei vegan lebende Menschen kennen lernte. Wir haben zusammen gegessen und ich war erstaunt und begeistert, welche Vielfalt an pflanzlicher Nahrung es gibt und dass mensch auf nichts verzichten muss. Viele dieser Nahrungsmittel befanden sich bereits in meinem (Kühl)Schrank. Wir haben wirklich gut gegessen und das Ganze hat mich dermaßen inspiriert, dass ich endlich an-

fing, mir über diese Art der Ernährung erstmals Gedanken zu machen. Ich surfte im Internet und fand eine Menge sehr nützlicher Informationen und Argumente pro veganer Ernährung, die mich auch sofort überzeugten (um das klarzustellen: natürlich gibt es auch Argumente, die gegen eine vegane Ernährung sprechen, viele behaupten/denken zum Beispiel, dass diese Art der Ernährung zu einseitig sei und zu Mangelerscheinungen führe, aber es gibt immer zwei Seiten der Medaille und mich haben die Pro-Argumente überzeugt und eventuelle Zweifel in bezug auf Ernährungsfragen/ Mangelerscheinungen etc. ausgeräumt).
Als mir klar wurde, wie viel Leid ich nur durch das Trinken von Milch anrichte, welche Qualen Hühner für die Eier, die sie legen, ertragen müssen und was alles damit zusammenhängt, wurde mir richtig schlecht und ich beschloss, dass es der einzig richtige Weg für mich sei, vegan zu leben. Ich gebe zu, zuerst waren es „nur“ die Tiere und deren Leid, die mich zu diesem Entschluss bewegten, doch je mehr ich mich mit diesem Thema auseinandersetzte, mich informierte und damit beschäftigte, desto mehr Argumente für diese Art zu leben fand ich ...

- Im Land, wo Milch und Honig fließen

Sind wir ganz durchdrungen von der gesundheitsbewussten Lebensweise und von den visionären Ideen Are Waerlands, so suchen wir in allem den Einklang mit den Naturgesetzen. Was die Ernährung anbelangt, so haben wir nun auf dem Stufenweg von den tierischen Produkten fast alle aufgegeben: Es bleiben noch Milch und Honig. Was macht nun gerade Milch und Honig so besonders, dass sie von allen tierischen Produkten die einzig naturgemäßen sein sollen? Fleisch und Fisch stammen vom toten Tier. Das Ei ist eigentlich auch nichts anderes als der Leib eines Tieres, das wir zum Verzehr töten, nur eben in seinem allerersten Lebensstadium.

Ob es sich um ein befruchtetes oder ein unbefruchtetes Ei handelt, so ist es in seiner Substanz doch im Grunde „Fleisch", also der Körper eines Lebewesens.
Milch und Honig aber stehen gewissermaßen außerhalb dieses Kreislaufs von Werden und Vergehen. Wir berauben die Tiere damit eines Teils ihrer Nahrung, aber greifen nicht direkt in den Ablauf von Zeugung und Tod ein. Das gibt Milch und Honig die Sonderstellung innerhalb der tierischen Produkte, und ihr Verzehr führt sicher nicht in der Form zu einer karmischen Belastung wie der Verzehr von Fleisch, Fisch und Ei.
Indirekt ist damit aber besonders bei der Milch ein Eingriff in das Leben der Tiere verbunden, der für einen ethisch ausgerichteten Vegetarier eigentlich unerträglich sein müsste.

Zunächst zum Honig:
„Bienenhonig ist überhaupt nicht besser als der reine Zucker, er ist mit Ausnahme von Spuren reiner Zucker! In nordischen Ländern stiehlt man den Bienen nicht nur ihren mühsam gesammelten Honig, nein, man füttert mit dem schädlichen Weißzucker zu! Jedes Verbrechen an Tieren wird von der Natur bestraft! Das trifft auch die Honig essenden Tierschützer! Zusätzlich zur Zuckerwirkung ist die Bienensäure, die sich im Honig als Abwehr gegen Insekten befindet, für den Menschen schädlich!" [29]

Es ist bemerkenswert, dass der Honig bei vielen ansonsten so radikalen Rohköstlern (wie z.B. Norman Walker und Aterhov) so beliebt ist, obwohl es sich doch bei ihm ebenso um einen „Kalk- und Vitaminräuber" [29] handelt wie bei dem weißen Zucker. Aterhov schreibt in seinem Buch *Rohkost* [34]: „Das unversehrte Rohmaterial der menschlichen Fabrik sind die lebenden Pflanzenzellen, und sonst nichts anderes!" Seit wann besteht Honig aus lebenden Pflanzenzellen?
Der andere Aspekt für den ethisch begründeten Vegetarier lautet:

Hat der Mensch überhaupt das Recht dazu, die Tiere nach Belieben auszubeuten, auch wenn er sie dabei nicht unmittelbar tötet? Noch viel mehr stellt sich diese Frage bei den Milchprodukten.

Hier möchte ich ein eigenes Erlebnis schildern: Als Student der Sozialarbeit absolvierte ich ein vierwöchiges Praktikum bei einer Selbsthilfegemeinschaft von Drogenabhängigen auf dem Lande. Ich durchlief dabei nacheinander alle Arbeitsbereiche in der Landwirtschaft. Dazu gehörte auch das Ausmisten der Kuh, der Ochsen und der Kälberställe. Ich hatte gerade Are Waerland für mich entdeckt und war zum überzeugten Vollwert-LactoVegetarier geworden. Dabei war für mich besonders der Verzicht auf Zucker wichtig geworden, da ich mich zu diesem Zeitpunkt bereits seit Jahren vegetarisch ernährte. Doch mein Erlebnis im Kälberstall lenkte meine Aufmerksamkeit noch in eine andere Richtung. Hierbei muss gesagt werden, dass es sich um eine biologischdynamische Landwirtschaft handelte. Man erhob also für sich in besonderer Weise den Anspruch, im Einklang mit der Natur zu wirtschaften und zu arbeiten. Das Kalb zu dem ich kam war nicht, wie in der konventionellen Massentierhaltung üblich, in eine dunkle Boxe gesperrt, sondern hatte einen kleinen mit Heu ausgelegten Laufstall für sich. Als ich mit meiner Heugabel und mit meiner Schubkarre in diesen Laufstall kam, tat es etwas, was mich jahrelang beschäftigt hat und was schließlich dazu geführt hat, dass ich Veganer wurde: Es ging zu der Schubkarre und suchte an deren Unterseite nach den Milchzitzen. Ebenso versuchte es, an meiner Hose zu saugen. Dieser Anblick erschütterte mich. Ich streichelte das Kalb und sprach freundlich mit ihm. Dabei war ich mir bewusst, dass ich ihm natürlich nicht das ersetzen konnte, was es offensichtlich vermisste: die Mutter. Währenddessen stand irgendwo im Kuhstall nebenan eine Kuh, die ihr Kalb vermisste.

Wie können die Menschen nur so dumpf sein, dass sie nicht sehen, dass hier ein Verbrechen verübt wird, eine Kindesentführung? Wie verblendet müssen sie sein, dass sie nicht auf der Stelle das tun, was hier ganz offensichtlich das Notwendige und einzig Richtige ist: Mutter und Kalb zusammenzuführen? Wie kann man nur seine eigenen natürlichen Reaktionen so abtöten? Verschärft wurde meine ohnmächtige Wut noch durch ein Plakat, das im Hofladen aushing. Es war überschrieben mit „Die Demeter-Milchstrasse" und zeigte die einzelnen Stationen der Milcherzeugung in verklärenden Zeichnungen. Die erste Station zeigte ein Kalb, das an den Zitzen der Mutter saugte. „Lüge, Lüge!", schrie es in mir. Mir wurde klar, dass die angeblich das Authentische und Natürliche anstrebenden Demeter-Betriebe hier im Grunde genau das Gleiche tun, wie gewisse Schokolade-Firmen oder konventionelle Milchanbieter, die in ihrer Werbung immer nur glückliche Kühe auf sonnigen Almen zeigen, während sie die wirklichen Bedingungen in der Massentierhaltung tunlichst verbergen. Das Gleiche auch hier: eine Fassade der Natürlichkeit wird aufgebaut, die mit den wirklichen Bedingungen nichts zu tun hat. Eine authentische Darstellung hieße hier, als erste Station der „Demeter-Milchstraße" ein Kalb zu zeigen, das an der Unterseite einer Schubkarre nach den Zitzen der Mutter sucht!

Strenge Veganer werden von mir enttäuscht sein, aber weder brach ich mein Praktikum ab, noch wurde ich sofort zum Veganer. Ich schleppte Milchkannen hin und her, fütterte Schweine und Ochsen mit der Molke und durchlief auch noch die Käserei. Aber ich stellte viele Fragen, begann mich zu informieren und meinen Milchkonsum etwas kritischer und bewusster zu betrachten. Ich erfuhr, dass eine geregelte Milchwirtschaft ob konventionell oder biologisch ohne das Trennen der Kälber von den Müttern nicht möglich ist. Den Kälbern wird dann die sämige oder die mit Blut verunreinigte Milch verfüttert (aus einem Plastikkanister), während die bessere Milch für den Menschen weiterverarbeitet wird. Ich erfuhr, dass die Kühe regelmäßig geschwängert werden müssen, damit sie Milch geben und dass die daraus entstehenden Kälber gar nicht alle großgezogen werden können. Sie kommen in die Kälbermast und enden dann als Kalbsfleisch, Kalbsleberwurst und Kalbsleder. Darum heißt es auch: „An jedem Tropfen Milch klebt ein Tropfen Blut".

Ich besorgte mir ein Buch von einem erfahrenen Molkereifachmann [45] (also nicht aus der Veganer-Ecke). Dieser Mann hatte seinem Fachgebiet Jahrzehnte seines Lebens gewidmet und kannte alle möglichen Verfahren, die Milch weiterzuverarbeiten. Allerdings kam er zu folgendem Schluss: Jede Zeit, die verstreicht, nachdem die Milch das Euter verlassen hat, und jeder Weiterverarbeitungsschritt stellt nichts anderes als eine Wertminderung dar. Die Milch ist also am Wertvollsten, wenn sie frisch aus dem Euter kommt. Das ist also die Botschaft nach einem mühevollen Arbeitsleben in der Meierei und Käserei! Wer sollte jedoch von der Natur berechtigt sein, am Euter einer Kuh zu saugen außer dem Kalb? Wie man es also auch betrachtet, der einzig natürliche Verwendungszweck der Milch ist die Aufzucht der Nachkommen.

Man hört oft den Einwand, die Milchkühe würden viel mehr Milch geben, als sie für ihre Nachkommen benötigen. Wenn man sie nicht regelmäßig melke, würde ihr Euter platzen. Dieser Einwand bezieht sich jedoch auf unsere heutigen überzüchteten Rassen und führt zu keinem Aufschluss darüber, was naturgemäß wäre. Denn unsere heutigen Milchkühe sind nicht so, weil die Natur es so wollte, sondern weil der Mensch es so wollte. Ein vielfältiges Geschöpf, mit vielfältigen Instinkten und sozialen Verhaltensweisen wurde durch gezielte Züchtung und einengende Haltung auf seine Eigenschaften als Nahrungserzeuger reduziert. Wenn das Wollen des Menschen seine Mitgeschöpfe auszubeuten dazu imstande ist, wird umgekehrt das Wollen des Menschen wieder im Einklang mit der Natur zu leben, auch dazu imstande sein, die Rinder wieder in einen natürlichen Zustand zurückzuführen. Natürlich wird das nicht von heute auf morgen gehen und natürlich ist eine Milchkuh, die wegen einem vollen Euter brüllt, vom Menschen zu melken. Für die Tiere, die der Mensch in seine Obhut genommen hat, trägt er natürlich weiterhin die Verantwortung. Jedoch wird die Rückführung in den natürlichen Zustand weniger damit zusammenhängen, dass der Mensch etwas Besonderes zu tun oder zu vollbringen hätte, sondern vielmehr damit, dass er etwas unterlässt: dass er nämlich endlich damit aufhört, die Natur zu manipulieren und sich willkürlich in ihre Abläufe einzumischen! Es ist im Grunde der Gipfel des menschlichen Hochmuts, wenn er dann noch behauptet, diese Einmischung wäre naturgemäß und die Natur würde ohne sie nicht auskommen. Eine Verdrehung der Tatsachen!

Wenn man der Bibel Glauben schenken mag, ist die Suche nach dem Land, wo Milch und Honig fließt, verbunden mit gewalttätigem Erobern fremder Ländereien und Städte, mit grausamstem Massakrieren fremder Völker. Der Weg aber zum Einklang mit den Naturgesetzen, der auch der Weg in die Einheit mit allen Geschöpfen ist, heißt, nach einem Land zu suchen, wo Milch und Honig nirgendwo anders mehr hinfließt als in Kälbermünder und Bienenwaben.

vegan & gesund **(ein Gedicht/Sebastian Stranz)**

Obst, Gemüs‘, Getreide,
Kräuter von der Weide,
Wasser sei dein Trank:
So wirst du auch nicht krank.

Vieh in engen Hallen,
Wild sich abzuknallen
- Qualen für das Tier:
Das schadet letztlich dir.

Leichenzeug zu essen,
Kühen auszupressen
Kälber-Wachstums-Saft
gibt dir doch nicht die Kraft!

Solches dir zu kochen,
frisst dir deine Knochen,
ist Wahn führt zum Wahn,
verschleimt dir jede Bahn.

Fische, die ersticken,
sich im Netz erdrücken,
sterben nur für dich
unsagbar fürchterlich.

Als nur Ei-Maschinen
sollen Hennen dienen,
ohne Liebe ausgenutzt.
Das Ei ist schnell verputzt.

Baust du nicht allein auf Pflanzen,
machst zum Sarg du deinen Wanzen,
voller Gifte und Gestank
- und davon wird der Mensch dann krank!

Fleisch beginnt im Darm zu faulen,
ist dir auch des Tieres Jaulen
völlig einerlei,
bist du auch mitleidsfrei.

Kann dich Tierleid nicht erweichen,
wird dich Menschenleid erreichen?
Oder gar dein eignes Leid
dich erst vom Fleisches-Wahn befreit?

Gürtel, Taschen, Schuhe
raub‘n uns nicht die Ruhe.
Haben wir mal hingeschaut?:
Das Leder ist doch Leichenhaut!

Wehrlos erst erschlagen,
als Trophäe dann getragen:
Wer nach fremden Federn giert,
wer Pelz trägt, ist borniert.

Tierversuche: Folterqualen,
denn die Menschen weiter zahlen,
für Tabletten giftgefüllt,
mit buntem Überzug umhüllt.

Plötzlich nicht mehr zu begreifen:
Warum springt er durch den Reifen?
Warum denn in aller Welt
gehört ein Tiger in ein Zirkuszelt?

Wer sind denn die wahren Affen:
die Geschöpfe oder die sie stur begaffen?
Kam dir je im Zoo ganz fein
das Schamgefühl, ein Mensch zu sein?

So ganz anders, kannst du plötzlich sehen,
muss der Mensch zu seinen Brüdern stehen.
So gehn dir die Augen auf:
Verrückt ist doch der Weltenlauf!

Der Natur Gesetze
du nicht mehr verletze.
„Starke nutzen Schwache aus“
ist der Natur ein Graus!

Menschgemachter Handel,
nicht Natur ihr Wandel.
Nichts brauchst du vom Tier,
die Pflanze gibt doch alles dir.

Kerker sind doch Ställe
ja auf alle Fälle.
Schlächter Henker sind
- es sei denn, du bist blind.

Was hat‘s Tier verbrochen?
Stunden, Tage, Wochen
Dunkelhaft und Dreck!
Ist das sein Lebenszweck?

Lärm, Gestank, Gedränge,
unsagbare Enge,
eigner Kinder noch beraubt:
Naturgesetz ihr glaubt??

In den ganzen Jahren
keine Liebe zu erfahren
bis zum Todes-Qual-Transport
an einen fernen Ort.

Einzig Gott ist noch bei ihnen,
dem wir doch angeblich dienen.
Ausgeliefert kalter Gier
nach seinem Fleisch, nach Geld: das Tier.

Ihrer Augen stummes Flehen
bleibt vom Menschen ungesehen,
Hilfeschreie ungehört.
- Nichts, was des Henkers Herz betört.

Ob das Tier auch noch so wimmert,
ihm wird bald das Hirn zertrümmert.
Wenn der Schuss nicht richtig sitzt,
wird es noch zuckend aufgeschlitzt.

Die Naturgesetze leben?
- Innrer Armut Ausdruck geben!
Leben durch der Tiere Qual:
Gibt‘s wirklich keine andre Wahl?

Wer's als gottgewollt betrachtet,
ist er nicht noch sehr umnachtet?
Wer die Gottesliebe so versteht,
selbst liebevoll durchs Leben geht?

Ende dieser Leidensjahre!
Tiere sind doch keine Ware!
Katze, Hund soll Leben sein,
doch nicht das Rind und nicht das Schwein?

Öffnet die Kerker, öffnet die Ställe!
- Öffnet eure Herzenswälle!
Gottes Leben wirkt in jedem Tier
und will verbinden sich mit dir!

- Die grundsätzlich andere Haltung zum Tier

Der Prozess des Ernährungsweges führt uns zu einer ganz neuen Sichtweise, die Gemeinsamkeiten mit dem hat, was die Mystiker als Erleuchtung beschreiben. Demnach ist es das Merkmal des „Normal-Menschen", alles durch die Brille seines Egos zu betrachten. Er prüft die Erscheinungen seiner Umwelt und alle Menschen, die ihm begegnen, im Hinblick darauf, ob sie seinem Ego schaden oder nützen. Seine ganze Wahrnehmung ist unwillkürlich gefärbt von der Übermacht seiner Begierden und Befürchtungen. Daher ist er in seiner Fähigkeit eingeschränkt, seine Umwelt objektiv wahrzunehmen, sie in ihrem Wesen zu erfassen und mit ihr tiefer als nur oberflächlich zu kommunizieren. Als Merkmal der Erleuchtung wird es beschrieben, von dieser Ego-Brille befreit zu sein. Dadurch ist es endlich möglich, mit seiner Umwelt tiefer zu kommunizieren - ja, sie im eigenen Herzen lebendig werden zu lassen.
Genau das geschieht auf dem Ernährungsweg in bezug auf die

Tiere. Man könnte sagen, hier findet eine partielle Erleuchtung statt. Der große wesentliche Schritt zum Veganer besteht nicht nur darin, nach Fleisch, Fisch und Eiern nun auch die Milch aus seiner Ernährung zu verbannen oder seine Lederjacke gegen eine Baumwolljacke einzutauschen. Er besteht in dieser Erweiterung des Bewusstseins. Es entwickelt sich der Wunsch, das Tier überhaupt nicht mehr nach seinem Nutzwert für den Menschen zu klassifizieren. Man will die Tiere nicht mehr einteilen nach Nutz-, Arbeits-, Zirkus-, Reit- und Kuscheltier, man sieht in ihm nicht mehr den Wachhund, den Zierfisch, den Zuchthengst, die Milchkuh und die Legehenne, was ja im Grunde alles anthropozentrische Zuweisungen sind. Man will dem Tier nicht mehr als einem Funktionsträger begegnen, womit man es ja auf ein paar wenige Eigenschaften beschränkt. Ebenso beschränkt man damit auch seine Wahrnehmung, vergleichbar dem Krankenhaus-Arzt, der von der „Niere auf Zimmer 12" und dem „Magengeschwür auf Zimmer 15" spricht. Hier handelt es sich aber immer um ganze Menschen mit einem viel größeren Spektrum, und ebenso ist es mit dem Tier. Man lernt, in jedem Tier das eigenständige Wesen zu sehen und ihm Freund zu sein. So wird man zum Veganer. Der Veganer legt diese gefärbte Brille endgültig ab, durch die er die Tiere bisher betrachtet und klassifiziert hat. Die sich daraus ergebende erweiterte Wahrnehmung ist ein gleichzeitig wunderbares und über die eigene Blindheit erschreckendes Erlebnis, wie es vielleicht das Merkmal einer jeden echten spirituellen Bewusstseinserweiterung ist.

- Praktische Umsetzung

Als Alternative für Kuhmilch bieten sich Soja, Reis und Hafermilch an. Sie schmecken zwar nicht genau so wie Kuhmilch nein, sondern besser! Dahingegen ist ein Schnittkäse-Imitat auf Soja-Basis für die meisten nicht so überzeugend. Allerdings sollte man letztendlich gar nicht mehr nach Imitations-Produkten für Wurst und Käse suchen, sondern sich dem Reichtum der Pflanzenwelt öffnen, in diesem Fall: der unerschöpflichen Fülle an pflanzlichen Brotaufstrichen. Was es da zu entdecken gibt, lässt den Gedanken an Käse verblassen.

Genauer hinsehen muss man bei den anderen Produkten in unserem täglichen Leben: Pelz, Leder, Wolle, Daunen. Für Pelz wächst immer mehr das Bewusstsein, dass es sich da um das Fell unnatürlich gehaltener und grausam zu Tode gebrachter Kaninchen, Nerze und Füchse handelt. Aber macht man sich bewusst, dass es sich bei Leder um nichts anderes handelt als um ein Fell ohne Haare? Und Leder ist nicht etwa nur ein Nebenprodukt aus dem Schlachthaus, sondern ein eigener wichtiger Wirtschaftsfaktor. Wenn man sich bewusst nach lederfreien Schuhen umschaut, so sind vegane Spezialversandhäuser nur eine Möglichkeit (Adressen siehe Anhang). Wer darauf achtet, entdeckt auch in normalen Schuhgeschäften immer mehr Schuhe aus synthetischen Materialien. Auch Leinenschuhe sind - zumindest in der wärmeren Jahreszeit - eine gute Möglichkeit.

Die Schafe müssen nicht etwa von Natur aus geschoren werden, um im Sommer nicht zu überhitzen. Von Natur aus regelt sich die Fellbehaarung aller Säugetiere gemäß den Jahreszeiten von alleine. Nur die Überzüchtung durch den Menschen führt zum übermäßigen Wollkleid, das die Tiere unter der Hitze leiden lässt, während sie nach der Schur mehr frieren als ein nackter Mensch. Das kratzige Gefühl auf der Haut und die Umstände bei der Reinigung weisen uns bereits darauf hin, dass tierische Materialien für unsere Bekleidung unzweckmäßig sind.

Für Daunen werden Gänse in der Regel immer wieder in ihrem kurzen Leben lebend gerupft. Dass das für die Tiere eine unaussprechliche Folter bedeutet, bedarf keiner weiteren Erläuterung.

Überall, wo die Tiere kommerziell ausgebeutet werden, haben sie Entsetzliches zu durchleiden. Der Veganer sieht aus seinem neuen

Bewusstsein heraus die Tiere nicht mehr nur als Objekte menschlicher Interessen, sondern als fühlende Subjekte, als Lebewesen, die sich ebenso in körperlicher Unversehrtheit und von fürsorgender Liebe umgeben entwickeln möchten wie jeder Mensch. Und obwohl er oft noch bis vor kurzem ebenso gedankenlos gehandelt hat, fällt es dem frischgebackenen Veganer schwer, seine Mitmenschen zu verstehen. Wie alle Neubekehrten verspürt er den Drang zur Mission, zur Weitergabe seiner neuen Sichtweise. Und wie auf jedem Gebiet vollzieht sich die Weitergabe am besten durch das eigene Vorleben und unaufdringliche Aufklärung, wenn es gewünscht wird. Niemals aber durch Überredung oder gar tätliche Angriffe.

Ein Leserbrief aus der „ZEITENWENDE", dem Organ der Tierschutzpartei, beschreibt sehr treffend, worum es geht:

„...Obwohl mich das Grundsatzprogramm der Tierschutzpartei sehr angesprochen hat, zögerte ich lange, der Partei beizutreten, da ich das Verhalten radikaler Tierrechtler ablehne und nicht mit ihnen in einen Topf geworfen werden möchte. Was mich dann doch zum Beitritt bewogen hat, war der Umstand, dass sich die Tierschutzpartei nicht nur aus radikalen Tierrechtlern zusammen setzt. Ich bin seit 13 Jahren im Tierschutz aktiv, ich kenne die Trauer, den Frust und die Wut die angesichts des täglichen Tierleids den leidenschaftlichen Wunsch nach schnelleren Veränderungen entstehen lässt. Ich bin mir bewusst, dass Gewalt keine Antwort auf die Gewalt an den Tieren ist. Aggression schafft Mauern, wo ein Dialog nötig ist. Als Greenpeacerin habe ich nichts gegen spektakuläre Aktionen, um die Öffentlichkeit aufmerksam zu machen. Schaufenster einzuwerfen und Leute zu beschimpfen und tätlich anzugreifen, bewirkt, dass die Öffentlichkeit negativ auf die Tierrechtsgruppen aufmerksam wurde und wendet sich ab. Die Chance wird vertan, die Menschen im Herzen zu erreichen und ihnen zu helfen, ihr Verhalten zu überdenken und zu verändern.

Ich wurde nicht als Tierschützerin geboren und war nicht immer Vegetarierin. Ich habe Menschen getroffen, die mir die Augen und das Herz für das Tierleid geöffnet haben gewaltfrei. Am Ende dieses Bewusstseinsprozesses wurde es zu meinem Lebensinhalt und Lebenssinn, die Menschen in meiner Umgebung für das Tierleid zu sensibilisieren. In Folge haben sie ihre Einstellung und Kaufverhalten geändert. Und das zieht jetzt Kreise. Natürlich bedaure ich täglich, dass es so langsam geht, bin mir aber bewusst, dass die Jahrhunderte andauernde Ausbeutung und der Missbrauch von Tieren tief in den Kulturen verankert ist, dass das nicht in ein paar Jahren zu verändern ist. In der Vergangenheit wurde von vielen Menschen Vorarbeit geleistet, damit wir in Deutschland wenigstens die wenigen Verbesserungen im Tierschutz und Tierrecht haben. Aus spiritueller Sicht haben wir jetzt eine Zeitqualität, in der die Menschen offener sind, und es wird zum Glück schneller gehen. Gewaltfrei! Die Resonanz von Gewalt ist Gewalt. Gandhi wusste es. Eine Verweigerung eines Produktes geschieht nur dann, wenn die Menschen verstanden haben. Ansonsten kehren sie nach einer Weile wieder in ihr altgewohntes Kaufverhalten zurück. Eine Anti-Pelz-Demonstration kann nur erfolgreich sein, wenn potentielle Käufer emotional erreicht werden.
Meine Mutter würde heute keinen Pelz mehr kaufen aus Überzeugung. Dazu waren viele Gespräche erforderlich und Aufklärung über das Elend der Tiere. Hätte ich ihr den Nerzmantel mit roter Farbe besprüht und sie als Tiermörderin beschimpft, wäre kein Dialog und keine Bewusstseinsveränderung möglich gewesen. (...)“ [46]

Von dem christlichen Mönch Charles de Fouceauld (1853-1916) gibt es ein Wort über die Verbreitung des christlichen Glaubens, das in bezug auf den Veganismus auch gut passt:
„Rede nur, wenn du gefragt wirst; aber lebe so, *dass* du gefragt wirst!“

16. Pflanzliche Rohkost (gesundheitliche Motivation)

- Selbsterfahrungen einer Ärztin

Besonders deutlich werden die wundersamen Kräfte der hundertprozentigen pflanzlichen Rohkost anhand ihrer Fähigkeit, selbst schlimmste Krankheiten zu heilen, bis hin zum Krebs. Hier zeigt sich besonders offenkundig ihre Überlegenheit gegenüber allen anderen Kostformen. Es ist nachvollziehbar, dass von dieser Überlegenheit jeder Gesunde, der sich auf sie einlässt, ebenso profitieren wird.
1952 beschrieb die dänische Ärztin Dr. Kirstine Nolfi in der kleinen Broschüre *Meine Erfahrungen mit Rohkost*[11] die Geschichte ihrer wundersamen Heilung von Krebs allein durch eine konsequente Ernährungsumstellung. Als sie bereits jahrelang Vegetarierin mit hohem Rohkostanteil gewesen war, fühlte sie sich eines Winters mit etwa 60 Jahren auffallend müde und schlapp. Sie entdeckte einen Knoten an ihrer rechten Brust, der innerhalb von Wochen zu der Größe eines Hühnereis anschwoll: Krebs! Sie setzte auf eine Ernährungsumstellung und wechselte zu hundert Prozent Rohkost über. Innerhalb weniger Monate kehrten die Kräfte zurück und der Knoten wurde wieder kleiner.
Nach etwa einem Jahr des Wohlbefindens fühlte sie sich so sicher, dass sie wieder zu einer vegetarischen Kost mit einem geringen Kochkostanteil überging. Nach wenigen Monaten fühlte sie stechende Schmerzen in der Brust und auch wieder die beginnende Müdigkeit: Sie begriff, dass der Krebs wieder zu wachsen begann. Sie stellte wieder auf hundertprozentige Rohkost um und der Krebs kam wieder zum Stillstand. Später ließ sie an sich noch eine Probemikroskopie vornehmen, obwohl sie gegen eine solche dringende Bedenken hatte. Diese kann zur weiteren Ausbreitung

der Krebserkrankung führen, weil Krebszellen in die Blutbahn gelangen und so im Körper weitergetragen werden können. Sie wollte jedoch den Beweis antreten, dass es sich wirklich um Krebs handelte. Es wurden auch tatsächlich Krebszellen festgestellt, allerdings „…in der gutartigsten Form, die wir kennen; sie wird Scirrhus genannt. Mein anfangs bösartiger, schnell wachsender Krebs war also unter Beeinflussung der Rohkost in die gutartigste Form umgewandelt, die wir haben.“ (a.a.O., S.17)

Es scheint so, als ob der Krebs durch die Rohkost vielleicht nicht mehr in allen Fällen vollständig geheilt, aber vollständig in Schach gehalten werden kann, so dass ein beschwerdefreies Leben möglich ist. Es ist zu vergleichen mit einem trockenen Alkoholiker, der sich ja auch stets dessen bewusst sein muss, dass er keinen Tropfen Alkohol mehr anrühren darf. Ebenso darf der Krebskranke keinen Bissen Kochkost mehr anrühren. Jedoch gelangt er durch die Rohkost zu einer höheren Stufe von Vitalität und Lebensfreude als vor seiner Erkrankung.
Wenn es die Rohkost doch vermag, selbst den schwer Erkrankten noch zu einer hohen Stufe der Gesundheit zu erheben um wieviel mehr wird dann erst der Gesunde von ihr profitieren! Sie schützt ihn vor Krankheit und Verfall und führt ihn zur optimalen Entfaltung all seiner Anlagen und Potentiale.
Welches sind die wundersamen Eigenschaften der Rohkost, die sie wahrlich zum *Königsweg zu Gesundheit und hohem Alter* machen (Buchtitel von Dr. Georg Meinecke [47])?
„Wir sehen nicht oder verstehen es nicht, daß der große, tiefgreifende Unterschied zwischen der Rohkost einerseits und dem gewöhnlichen Essen und der gewöhnlichen Pflanzenkost andererseits der folgende ist: Während einerseits die tote Nahrung, die Leichennahrung, im Verdauungskanal mit seinen 37 Grad verfault und gärt und stinkende Gase bildet und absetzt, stinkenden Stuhlgang erwirkt, unseren Verdauungskanal in ein lebendes, stinkendes

Klärbecken verwandelt, welches unreines Blut und allmählich einen vergifteten und geschwächten Organismus erzeugt, werden andererseits durch die Rohkost, die lebendige Nahrung, die Sonnenlichternährung, diese Gifte gelöst und ausgeschieden. Die Rohkost ist leicht verdaulich, gibt eine gute harmonische Ausnützung und nur wenige Schlacken; sie schont und stärkt auf jede Weise den Organismus durch ihren Gehalt an Leben, an Basen, Vitaminen und Mineralsalzen in ihren natürlichen, lebendigen Verbindungen und im richtigen Verhältnis zueinander.“ Kirstine Nolfi [11]

„Ich habe Säuglinge mit wenig Muttermilch und Zusatz von verdünnter gekochter Kuhmilch gesehen, und ich habe beobachtet, wie beide, Mutter und Kind, sich erholten, als ihnen vollständige Rohkost verordnet wurde. Die Mutter bekam umgehend Milch genug, und innerhalb 14 Tagen wurde das Kindchen, das blaß, apathisch, schlapp, abgestumpft und nicht zum Lächeln zu bewegen war, nunmehr braun und sonnengebräunt, es lachte, strampelte und war springlebendig mit einem Lächeln zu allen, die es anguckten. Es grenzt ans Unbegreifliche, daß es so schnell gehen kann, bloß weil das Kind erstklassige Muttermilch bekam, so viel, wie es bedarf, und späterhin abwechselnd Obst und Beerenfrüchte nebst Gemüse, zu Mus gerieben, aber nur so viel, wie es freiwillig nehmen will. Es ist ein großer Fehler der Mütter, daß sie immer das Kind nötigen wollen, mehr zu essen, als es verlangt. Das Kind fühlt, wenn es genug bekommen hat, und danach soll man sich richten. Und dann müssen die Kinder außerdem Bewegung, Licht, frische Luft und gute Hautpflege haben.
Ich habe ziemlich viele Berichte darüber, wie eine große Geschwisterschar bei vollständiger Rohkost in einigen Monaten gesunde, frische, frohe Kinder wurden, die sich viel besser als früher vertrugen und viel umgänglicher waren. So gut wirkt die vollkommene Rohkost im Kindesalter. Gar so schnell geht es ja nicht bei den Erwachsenen; aber sicher ist es, daß man oft in wenigen Wochen

erstaunlich gute Resultate selbst auf dem psychischen Gebiet erzielt. Die Rohkost schafft Gleichgewicht und Harmonie, Güte und Verständnis.“ [11]

Hier sind die grundlegenden Eigenschaften der Rohkost angesprochen: Ihre unübertreffliche Reinigungswirkung und ihre unübertreffliche Nährstoffzufuhr.

- Reinigung

„Alle Ernährungslehren sind falsch, wenn sie ihre Betonung ganz auf Nährwerte legen, anstatt auf die heilenden, reinigenden, ausscheidenden Werte...“.
Prof. Arnold Ehret [28] (1866-1922)

Im Abschnitt über die Darmgesundheit haben wir gehört von den alten faulenden Kotresten, die den Darm verstopfen und das Blut vergiften. Es gibt nichts, was diese alten Kotreste so schnell auflösen und das Blut so schnell reinigen könnte wie rohe Früchte. Doch der Körper hat oft über Jahre und Jahrzehnte die Gifte, die er nicht ausscheiden konnte, in verschiedene Depots eingeschlossen in Geschwüren und Abzessen, in verborgenen Gewebeschichten, bis hin zu den kleinsten Schlackendepots in jeder einzelnen Zelle. Die einsetzende Reinigung durch eine weitgehende Früchte-Rohkost beginnt bei den gröbsten Verunreinigungen und schreitet immer weiter zu den feineren und tieferen Schichten. Doch alle „Giftkämmerchen“, die aufgeschlossen werden, entladen ihre unheilvollen Vorräte zunächst in die Blutbahn. So kommt es oft beim Beginn der Rohkost zu einer Verschlechterung des Zustands. Diese verleitet manche Neulinge auf diesem Gebiet zu dem falschen Schluss, gerade die Rohkost wäre der Verursacher der schlechten Verfassung. So kehren sie zu ihrer früheren Ernährung zurück und fühlen sich alsbald wieder normal, weil sich die „Giftkämmerchen“

wieder verschließen, sobald das Blut nicht mehr durch die reinigende Ernährung rein gehalten wird. Leichtere Reinigungskrisen (Schnupfen, Kopfschmerzen, Müdigkeit, leichte Hautauschläge ...) gilt es von daher normalerweise zu durchstehen. Schwerere (Schwindel, Übelkeit, starke Schwäche ...) können aber auch zu einer akuten Gefährdung werden, wenn aufgrund massiver Fehlernährung nun die Giftarsenale ganzer Jahrzehnte plötzlich in die Blutbahn gelangen. Deshalb empfiehlt Prof. Arnold Ehret in solchen Fällen auch neben der Rohkost Mahlzeiten mit gedämpftem Gemüse einzulegen, um die Reinigungswirkung abzuschwächen.

Hier erweist sich der allmähliche Stufenweg, der in den vorangegangenen Kapiteln beschrieben wurde, als besonders vorteilhaft: Da die Ernährung stufenweise umgestellt wird, vollzieht sich die Reinigung auch nicht allzu plötzlich und wird niemals zu einer schweren Belastung oder gar zu einer ernsten Gefahr. Das heißt, dass man beim Übertritt zur Rohkost durch die vegetarische, die gesundheitsbewusst lacto-vegetarische und die vegane Ernährung bereits so weit „vorgereinigt" ist, dass keinerlei größere Beschwerden zu erwarten sind. Die übermäßige Reinigungswirkung durch einen plötzlichen Übertritt zur früchtebetonten pflanzlichen Rohkost deutet im Grunde auf seine Widernatürlichkeit hin.
Prof. Arnold Ehret meidet jeden Fanatismus und trägt dem Zustand seiner Patienten durch die Aufnahme von erhitzter Nahrung in den Speiseplan Rechnung. Bei ihrer häufig anzutreffenden Tabuisierung und Verteufelung jeglicher Kochkost können sich die Rohköstler somit nicht auf ihr Vorbild Arnold Ehret beziehen.
„Wenn Kohl, Karotten, Rüben, Rote Beten, Blumenkohl, Zwiebeln usw. langsam in sehr wenig Wasser gedämpft werden oder am besten sorgfältig gebacken werden, werden sie süßer. Das beweist, daß sich die Kohlenhydrate zu Traubenzucker umwandeln, und daß die Mineralsalze nicht zerstört und nicht ausgeschieden werden. Das ist in der Tat eine Verbesserung und nicht nutzlos.

Im Winter kann konservierte Nahrung als Ersatz für frische verwendet werden. Ich unterscheide mich von den ‚Verfechtern' für rohe Nahrung, weil der Nährwert bei einer Heilkost nicht wichtig ist. Es ist von größerer Bedeutung, daß der Patient während des Übergangs seine Veränderung in der Ernährung genießt, bis sich sein Geschmack und sein Zustand verbessert haben." [28]

- Nährstoffe

Fast alle Nährstoffe werden durch Erhitzen in Mitleidenschaft gezogen, schwerer verdaulich, giftig oder ganz zerstört. Eine einzige Ausnahme bilden hier die Kohlenhydrate. Stärke wird durch Erhitzen zerlegt in immer kürzerkettige Kohlenhydrate, bis hin zum Zucker. Wie wir bei Prof. Ehret erfahren haben, kann sie der Körper dadurch besser aufnehmen und verwerten. Somit ist das Erhitzen von stärkehaltigen Lebensmitteln wie Nudeln, Reis, Kartoffeln oder auch von stärkehaltigem Gemüse wie Zucchinis, Auberginen, Möhren, Blumenkohl, Weißkohl usw. der einzige Grund, weshalb man als Gesundköstler noch zum Kochtopf greifen sollte, wenn überhaupt. So ist ja auch die erhitzte Stärkenahrung laut David Wolfe gewöhnlich das letzte Hindernis, das vor dem Übertritt zur hundertprozentigen Rohkost steht [27]. Allerdings gibt er uns auch den interessanten Hinweis, dass konzentrierte Stärke in der freien Natur nicht vorkommt. Alle Produkte mit konzentrierter Stärke sind vom Menschen gezüchtete Formen. Die Urform der stärkehaltigen Kartoffel ist beispielsweise die Süßkartoffel; und die Möhre in der uns bekannten Form ist in der freien Natur gar nicht lebensfähig. Der Rohköstler gelangt immer mehr dahin, seine Kohlenhydrate aus dem Fruchtzucker reifer Früchte zu beziehen. Somit gelangen wir über die eiweißbetonte Ernährung des Fleischessers, über die stärkebetonte Ernährung des Vegetariers und Vollwertköstlers zur fruchtzuckerbetonten Ernährung des Früchte-Rohköstlers. Dieser

Weg stimmt mit den physiologischen Voraussetzungen des Menschen überein. Denn das stärkespaltende Enzym Ptyalin tritt alleine im Mundspeichel des Menschen auf. Nur langes, gründliches Kauen vermag einen Teil der Stärke in Zucker umzuwandeln. Was sonst in den Magen-Darm-Trakt gelangt, bleibt unverdaut und geht nach Helmut Wandmaker als unverdaute Stärkekörner sogar ins Blut, wo es die Äderchen verstopft und zur Verschleimung des gesamten Organismus führt („Brotschnupfen", „Brotgicht" [29]).

Rohe Früchte hingegen liefern nicht nur leichtverdauliche Kohlenhydrate, sondern auch jede Menge lebendiger Enzyme, die die Verdauungsarbeit unterstützen. Laut David Wolfe gibt es drei Sorten von Enzymen: „Stoffwechsel, Verdauungs- und Nahrungsenzyme.

Stoffwechselenzyme wirken in allen Zellen, Geweben und Organen des Körpers. (...)
Verdauungsenzyme werden in den Organen der Ernährung gebildet und treten dort auf. Sie sorgen für die Verdauung von Kohlenhydraten, Fetten und Proteinen. (...)
Nahrungsenzyme sind in allen rohen Lebensmitteln im richtigen Verhältnis enthalten. Aufgabe dieser Enzyme ist es, die Nahrung reifen zu lassen, zu ihrer Verdauung beizutragen oder sie zu zersetzen, wenn sie nicht verzehrt wird. Nahrungsenzyme werden bei Temperaturen über 47,8° C zerstört." [27]

Wenn unsere Nahrung durch Erhitzen zu wenige Enzyme enthält, müssen in unseren Verdauungsorganen mehr Enzyme produziert werden. Dies geht jedoch wiederum auf Kosten der Stoffwechselenzyme. Dadurch wird die Vitalkraft des gesamten Organismus geschwächt, ohne dass die Nahrung vollständig ausgenutzt werden kann. Trotz dieser schwächenden Enzymanstrengungen des Körpers trägt so die gekochte Nahrung zur Verschlackung bei.

„Was denken Sie, was mit einer Riesenschlange passieren würde, wenn sie nicht ein lebendes, sondern ein abgehäutetes, der Bequemlichkeit halber klein gehacktes Kaninchen verschlingen würde? Der Verdauungsprozess wäre erschwert. Wie sich im Laufe eines Experiments des russischen Akademiemitglieds A. M. Ugolev herausstellte, ist in der belebten Natur die Erscheinung der Autolyse (Selbstauflösung, Selbstverdauung) weit verbreitet. Dies bedeutet, dass körpereigene Enzyme körpereigenes Eiweiß abbauen. Dementsprechend befinden sich nur 50 Prozent der Enzyme, die zur Verdauung beitragen, im Magensaft des ‚Konsumenten'. Der Rest findet sich im Gewebe des ‚Opfers', welches eine Pflanze oder ein Tier sein kann. Der Magensaft setzt sozusagen nur den Mechanismus der Selbstverdauung in Gang. Dabei beginnen überall im Gewebe des ‚Opfers', in allen Zellen Aufspaltungsprozesse. Im Ergebnis wird der Prozess der Verdauung und Assimilation der nahrhaften Substanzen wesentlich optimiert und beschleunigt.
Die Experimente von A. M. Ugolev haben noch eine andere Gesetzmäßigkeit zutage gebracht, welche deutlich macht, warum in der Küche der heilkräftigen Ernährung die thermische Bearbeitung der Nahrung auf ein Minimum reduziert wird. In den Versuchen wurde die Verdauung von Geweben, die ihre natürlichen Eigenschaften bewahrt hatten, mit wärmebehandelten Geweben verglichen. Es stellte sich heraus, dass im ersten Fall die Gewebe vollständig aufgespalten wurden, im zweiten Fall jedoch ihre Strukturen teilweise erhalten blieben, was die Möglichkeit zu ihrer Assimilation erschwerte. Dies wiederum hat Verunreinigungen des Organismus zur Folge."
Galina Schatalova [7]

Diese Verunreinigungen in Verbindung mit dem chronischen Mangel an Stoffwechselenzymen wirken auf Dauer sogar lebensverkürzend. Umgekehrt wirkt eine enzymreiche Rohkosternährung vitalisierend und lebensverlängernd. Sie hebt unsere Gedanken, unsere

Kreativität und unsere Arbeitsfähigkeit zu ungeahnten Höhen, so dass unser ganzes Leben erfolgreicher, erfüllter und zufriedener wird.
Man hört oft von Gesundheitslehrern über den Wert des gründlichen Kauens. Dieses ist jedoch übertrieben praktiziert genau so unnatürlich wie jede andere Übertreibung auch. Es ist auch nur die halbe Wahrheit. Der vielleicht noch wichtigere Zusammenhang, den wir sehen müssen, ist, dass unser Mundspeichel desto weniger Enzyme enthält, je enzymreicher unsere Nahrung ist. Ein Stück Brot muss gründlich gekaut werden, damit es im Mund bereits vorverdaut werden kann. Ein Stück Obst jedoch muss im Mund eigentlich nur verkleinert werden, auf dass die Magensäfte dann die oben beschriebene Selbstverdauung einleiten können.
Vitamine werden durch das Erhitzen zum großen Teil unwirksam gemacht oder zerstört. Die Mineralien werden aus ihren organischen Verbindungen herausgerissen und so für den Körper teilweise unbrauchbar, ja sogar schädlich. Fettsäuren und Aminosäuren werden durch das Erhitzen denaturiert, d.h. in schwerverwertbare oder sogar giftige Formen übergeführt.
Die Pflanzliche Rohkost liefert uns alle diese Stoffe in ihrer idealen Form.

- Zusammensetzung der Rohkost

Ist der Mensch von seinen natürlichen Anlagen her ein Allesfresser oder ein Grasfresser, ein Omnivore oder ein Herbivore?
Alle fleischfressenden Tiere, auch die Allesfresser wie der Bär, schlingen ihre Beute roh hinunter und legen nicht nur Wert auf das übersäuernde Muskelfleisch, sondern auch auf die basischen Teile wie Innereien und Knochenmark. Dem Menschen fehlen hierfür sowohl die anatomischen Anlagen wie Krallen und Reißzähne als auch die Instinkte. Legen wir in einen Kinderlaufstall einen Apfel

und ein lebendes Kaninchen, wird dann das Kind das Kaninchen verzehren und mit dem Apfel spielen oder nicht viel eher umgekehrt? Um zu töten, muss der Mensch seine natürlichen Regungen unterdrücken. Oder zählen wir uns zu den Aasfressern, den Geiern und Hyänen?

Jedoch auch Aasfresser schlingen das Fleisch roh hinunter. Nur durch Kochen, Braten und Würzen verfremdet kann der Mensch sein Stück Aas genießen. Manche Rohköstler beziehen auch rohes Fleisch in ihren Speiseplan mit ein, doch gerade unser Widerwille dagegen sollte uns darauf hinweisen, dass Fleisch für den Menschen unnatürlich ist. Die ursprünglichen Instinkte des Menschen führen ihn vom Fleisch weg.

Der Mensch ist aber auch kein Grasfresser wie die Kuh oder ein Baumblattfresser wie die Giraffe oder der Elefant. Diese Tiere haben mehrere Mägen, wo sie durch bakterielle Zersetzung die Zellulose der Pflanzen aufspalten können. Der Mensch ist, wie seine nächsten Verwandten, die Menschenaffen, ein Früchteesser, ein Frugivore. Früchte bilden die Ernährung, die sowohl unseren anatomischphysiologischen Anlagen als auch unseren Instinkten am besten entspricht.

Wir können auch weiche (stärkearme) Blätter verarbeiten, grüne Salate, aber beim Kohl wird es im Rohzustand schon wieder schwieriger.

Nüsse und Samen, so auch das Getreide, kann man zu den Früchten zählen, sind aber im Grunde eine Notbehelfs-Kost, eine Übergangskost. Denn die innewohnenden Enzym-Inhibitoren verhindern die Selbstverdauung der Nährstoffe, die von Galina Schatalova beschrieben wird (siehe oben). Diese Enzym-Inhibitoren werden durch das Keimen ausgeschaltet, doch dann handelt es sich im Grunde schon wieder um junges Gemüse.

Die Früchte-Ernährung möchte sich aber von ihrem ethischen Anspruch her auf die Nahrung beziehen, die am Ende des Le-

benszyklus einer Pflanze steht. Es ist die Nahrung, für die man keine anderen Lebewesen töten oder schädigen muss, nicht einmal die Pflanzen. Manche Anhänger des Frugivorismus beziehen auch das Getreide mit ein (als erhitzter Reis, Getreideschrotbrei oder als Brot), weil es sich um eine einjährige Pflanze handelt, die nach der Ernte durch die nächste Aussaat wieder weiterlebt. In diesem Sinne soll auch Jesus von Nazareth ein Frugivore gewesen sein [48]).
Doch wie gesagt bilden alle Nüsse und Samen nur einen Notbehelf, bestenfalls eine Beikost. Sie gleichen den Kalorienbedarf aus, wenn nicht genügend frische Früchte verfügbar sind oder wenn man sich noch nicht ganz auf die Früchteernährung eingestellt hat. Die stark fetthaltigen Nüsse und Samen können zur Fettversorgung dienen, sollten aber dennoch sparsam verzehrt werden.

Es gibt zwei Vorurteile über die Rohkost, die bei näherer Betrachtung miteinander in Beziehung stehen:
- Die Rohkost wäre schwerverdaulich.
- Rohköstler wären „Körnerfresser".

Wenn ein Rohköstler jemand ist, der überwiegend Getreide, Möhren und Kohlköpfe roh verzehrt, dann ist Rohkost tatsächlich schwerverdaulich. All das sind Lebensmittel, die konzentrierte Stärke enthalten. Nüsse und Samen sind wegen der Enzym-Inhibitoren schwer verdaulich.
Die Grundlage einer gesundheitsbewussten Rohkost und die Krönung des Ernährungsweges ist jedoch die reife Frucht. Es ist laut David Wolfe gerade das Anliegen des Rohköstlers, von den übersäuernden Produkten Muskelfleisch und Samen Abstand zu nehmen, also sehr viel weniger Körner zu verzehren als der übliche Nudel, Brot und Pizzafreund. Denn alle diese Produkte sind ja aus Getreide und somit Körnerprodukte. Die rohe reife Frucht aber ist, wie wir unter „Nährstoffe" gesehen haben, gerade das leicht-

verdaulichste Lebensmittel, das es gibt: Sie verdaut sich buchstäblich von selbst.

Ich halte es jedoch von wenigen Ausnahmen abgesehen für unzweckmäßig, sich ganz auf Früchte zu beschränken. Der Körper bedarf für seinen Mineralienhaushalt der grünen Blätter und für seinen Fetthaushalt der fetthaltigen Lebensmittel. Somit sehe ich im „Sonnenkost-Dreieck“ von David Wolfe einen epochalen Durchbruch [27]. Dieser Rohkostweg erlaubt für jedermann den Übertritt zur Rohkost, ohne durch bestimmte Mangelzustände wieder in die bisherige Kochkost zurückzufallen. David Wolfe empfiehlt, sein Gleichgewicht zu finden zwischen süßen Früchten (für die Kohlenhydrate), grünen Blättern (für die Mineralien, z.B. Spinat, Feldsalat oder Grünkohl) und fetthaltigen Lebensmitteln (z.B. Avocados, Oliven, Nüsse und Samen). Da sind wir wieder bei den „Körnern“. Jedoch ist das für diese Form der Rohkost nur eine Beikost und nicht die Hauptnahrung.

Die Demineralisierung durch die hauptsächliche süßsaure Früchterohkost ist sogar in der *Wandmaker aktuell*, dem Magazin von Helmut Wandmaker belegt. Darin berichtet eine Frau nach einer dankbaren Schilderung von gesundheitlichen Verbesserungen durch die Früchterohkost folgendes:

„Eine kleine Besonderheit möchte ich noch berichten. Nach ca. 4 Monaten gingen mir meine Haare aus, in einer Form, wie ich es noch nie zuvor erlebt hatte. In Büscheln verlor ich täglich unnormal viele und bekam bereits kahle Stellen auf der Kopfhaut. Deshalb suchte ich dann doch meine Apothekerin auf (zu der ich mehr Vertrauen habe als zu manchen Ärzten). Sie empfahl mir meine Nahrung zu ergänzen, z.B. zusätzlich Aminosäuren, Mineralien etc. einzunehmen, und nach einem Monat sah ich, wie die Haare wieder zu wachsen begannen. Dafür war ich sehr dankbar, denn ich bin es gewöhnt, kräftige, gesunde Haare zu haben. Der Sonnenhut rutscht mir jetzt (Gott sei Dank) nicht mehr über die Ohren.

Wenn ich es mir recht überlege, liegt es wahrscheinlich daran, dass Obst und Gemüse zwar ALLES enthalten, was der Mensch braucht, doch ich müsste größere Mengen essen. Würde ich es tun, wäre ich aber in Windeseile wieder bei meinem alten Gewicht. Jetzt esse ich 3x täglich und knabbere zusätzlich noch ein paar Nüsse. Wahrscheinlich ist die Menge einfach nicht ausreichend.“ [49]

Aber kann das eine naturgemäße Ernährung sein, wenn man entweder dick davon wird oder zuwenig Nährstoffe bekommt? Kann das naturgemäß sein, wenn man, um seine Nahrung zu ergänzen, eine Apotheke aufsuchen muss? Oder sollte eine naturgemäße Ernährung nicht von sich aus „ganz“ sein? (dazu mehr unter „Nahrungsergänzungen“). Haarausfall deutet hin auf einen Mineralienmangel, denn der Haarboden ist ein Mineralienspeicher [50]. Für eine ausreichende Mineralienzufuhr sind nach David Wolfe besonders grünblättrige Lebensmittel wichtig wie Grünkohl und Staudensellerie, Petersilie und Feldsalat, Spinat und Löwenzahn. Jedoch ist es anzunehmen, dass es in der Kost der Frau vor ihrer Umstellung auch genügend basische Mineralien gegeben haben muss, denn sie hatte ja immer kräftiges Haar gehabt und zu der Zeit für ihre Haargesundheit auch keiner Nahrungsergänzungen bedurft. Gehen wir von der üblichen gutbürgerlichen Küche aus, so waren es sicher nicht die mit Essig verzehrten paar grüne Salatblätter. Wahrscheinlich spielte da neben den grünblättrigen Pflanzen auch das Wurzelgemüse eine Rolle, wie Kartoffeln, Möhren, Sellerie und anderes, auch wenn es erhitzt war.
Wenn wir also das stärkehaltige Wurzelgemüse in unserer Kost reduzieren möchten, so sollten wir unbedingt darauf achten, genügend grüne Blätter zu uns zu nehmen und nicht nur bei Früchten und Nüssen zu bleiben.

Es soll nicht gesagt sein, dass sich die reine Früchte-Rohkost generell übersäuernd auswirkt. Es hängt immer von der individuellen

Entwicklung ab. Ein wichtiger Aspekt ist auch die seelische Ausgeglichenheit. Probleme und Sorgen im Zusammenhang mit Früchte-Rohkost können im Handumdrehen zur Übersäuerung führen. Ein weiteres Beispiel dafür, dass sich unsere Ernährung mit unserem seelischen Zustand im Einklang befinden sollte.

Helmut Wandmaker macht den Einwand, so etwas wie eine „Übersäuerung" könne es gar nicht geben, weil der Mensch dann schon tot sei. Aber es gibt ganz sicher einen Mangel an basischen Mineralien! Ist es also nicht egal, wie man den Zustand nennt? Den Zustand gibt es, das kann jeder an sich selbst erfahren! Und solange einen die Früchte-Rohkost übersäuert, sollte man mehr grüne Blätter und Wurzelgemüse in die Ernährung mit aufnehmen, und sei es auch gekochtes Wurzelgemüse (Kartoffeln, Möhren, Sellerie, Zwiebeln...). Tabus sind sicher nicht der richtige Weg!
Rezepte und Zubereitungen verlieren bei der Rohkost immer mehr an Bedeutung, denn die Frucht bedarf zu ihrem Verzehr weder der Erhitzung, noch der Zerkleinerung, noch der Mischung mit anderen Früchten, noch der Würze. Rezepte und Zubereitungen können jedoch zumindest für den Übergang eine große Hilfe sein, um die Rohkost ansprechender zu gestalten.
Ein Gurken-Tomatensalat mit einer klein geschnittenen Zwiebel, mit Öl, Sauerkrautsaft und etwas Kräutersalz angemacht, ist eben mal was anderes, als wenn man eine Gurke, ein paar Tomaten und eine Zwiebel einfach so auf den Teller legt. Ein Möhrenmus mit etwas Öl und Petersilie wirkt ohne Frage appetitanregender als eine ganze unzerteilte Möhre. Zwei oder drei Obstsorten im Mixer gemischt, eventuell auch mit eingeweichten Trockenfrüchten und ein paar Nüssen, lässt uns viel mehr Mengen an Obst verzehren, als wenn wir dieses Obst einfach nur nebeneinander vor uns aufbauen (und ein größerer Anteil an Rohkost bedeutet einen kleineren Anteil an Kochkost in der Ernährung!).
Es gibt die puristische Sichtweise, der wahre Naturweg könne es

nur sein, seine Nahrung nicht anders als mit den Zähnen zu zerteilen und jegliche Mischungen zu vermeiden. Doch der Naturweg bedeutet nicht, auf jegliche Technik zu verzichten, sondern die Technik im Einklang mit der Natur einzusetzen und weiterzuentwickeln. Wenn die Ergebnisse der Mixer und Musmaschinen-Behandlung doch so sehr unseren Appetit anregen und eine liebevolle Zusammenstellung unser Auge anspricht hat das dann nicht auch etwas mit unserer Natur zu tun?

In jedem Fall bedeutet der Rohkostweg, mit der Ernährung zu experimentieren und seinen eigenen Stil zu finden. Die Ernährung des Menschen wird durch jeden Einzelnen auf dem Ernährungsweg quasi neu erfunden.
Wer sich gerne durch anspruchsvolle Rohkost-Rezepte anregen lassen will, dem seien die Rezepte des schweizerischen ehemaligen 5-Sterne-Kochs Urs Hochstrasser empfohlen, heute „5-Sterne-Rohkost-Gourmet". Er bietet Rezepte für Feinschmecker an: Spaghetti, Gemüsegerichte, Soßen, Brot, Konfekt und Dessert-Crèmes, alles aus Rohkost, und er hat sie zusammengefasst in dem Buch *Rohkost die lebendige Nahrung*[51].

Was die Flüssigkeitsversorgung anbelangt so zeigt sich, dass der Rohköstler immer weniger zusätzlich trinken muss, je mehr wasserhaltige Früchte er konsumiert. An der Aufforderung, doch genügend zu trinken, zeigt sich also wieder einmal, dass jede Ernährungsempfehlung auf der ihr eigenen Stufe ihren Sinn und ihre Berechtigung hat, während auf einer anderen Stufe auch wieder andere Anforderungen gelten.
Ein eigenes Thema für sich nehmen hier die Säfte ein.

- Der Entsafter

Eine Zeit lang strebte ich es an, in den Handel mit Wasserreinigungsgeräten einzusteigen und machte mich mit der Angebotspalette eines Vertriebes vertraut. Da waren Geräte, um das Wasser zu reinigen. Da waren Geräte, um das gereinigte Wasser zu vitalisieren (durch Verwirbelung bzw. Magnetisierung wird die Molekular-Struktur des Wassers verändert, um es zu einem Träger von Lebens-Informationen zu machen). Da waren Fruchtsaftkonzentrate, um dem Wasser Geschmack zu verleihen. Und schließlich gab es noch eine Palette an Vitaminpräparaten zur Nahrungsergänzung. Da machte es auf einmal ‚klick' bei mir. Auf einmal begriff ich, dass man mit diesen ganzen Geräten und Zusätzen nur das versuchte zu imitieren, was ein frischgepresster Fruchtsaft von Natur aus bietet:

- destilliertes Wasser (d.h. von Verunreinigungen und anorganischen Mineralien gereinigtes Wasser),
- hochvitalisiertes Wasser (welches Wasser könnte wunderbarere Lebensinformationen enthalten als der lebendige Fruchtsaft?),
- wunderbar fruchtig schmeckendes Wasser (und das von Natur aus, ohne jede Konzentrate)
- und die Anreicherung mit tausenderlei bekannten und unbekannten Vitaminen (in einer Zusammensetzung, die kein Labor der Welt zustande bringt und in einer Qualität, wie es kein Früchte-Trockenpulver je vermag).

Da war für mich der Zauber der Sache verpufft und ich stieg aus dem Geschäft aus. Natürlich würde ich immer noch Wasserreinigungs- und Vitalisierungsgeräte Jedem empfehlen. Jedoch würde ich aus meiner heutigen Sicht auf dem Gesundheitsweg vor dieser Anschaffung eine andere unbedingt vorziehen: die eines Entsafters. Auch zu der Frage „Sollen wir Säfte trinken?" gibt es nicht nur

eine einfache Antwort wie „richtig" oder „falsch", sondern es gibt auch hier wieder mehrere Wahrheiten.
Kirstine Nolfi: „Wir genießen weder Frucht noch Gemüsesäfte. Naturprodukte bilden nämlich eine Einheit, eine Ganzheit, wo die einzelnen Faktoren genau im Verhältnis zueinander abgestimmt sind. Teilt man sie, so werden beide Teile unvollkommen. Außerdem kommt es leicht vor, daß man den Saft trinkt, ohne ihn einzuspeicheln, und leicht kann man mehr trinken, als der Magensaft verdauen kann. Und dann füttert man seine Krankheit und nicht seine Gesundheit." [11]

Wer sollte hingegen besser die Vorteile des Säftetrinkens beschreiben können als der bekannteste Säftetherapeut Norman W. Walker? Er wurde selber 109 bis 116 Jahre alt (die Quellen sind sich über das Geburtsdatum nicht einig) und blieb bis ins hohe Alter rüstig und aktiv, fuhr Fahrrad, arbeitete im Garten und schrieb Bücher. So kann trotz der nicht von der Hand zu weisenden Einwände von Kirstine Nolfi der Weg Norman W. Walkers nicht so verkehrt gewesen sein.
„In der ganzen Welt werden - vor allem auf dem Gebiet der Säftetherapie - phänomenale Erfolge erzielt, um dem Körper bei fast allen Beschwerden und Krankheiten zu helfen. Viele Menschen sind aber immer noch nicht über den Nährwert und die Heilkraft frischer Frucht und Gemüsesäfte informiert. Schon seit der Wende zum 20. Jahrhundert haben frische Säfte gezeigt, was in ihnen steckt. Ihr Wert wird von vielen Ärzten, Heilpraktikern sowie Ernährungsberatern anerkannt. Die Wirksamkeit dieser Säfte liegt in der Tatsache begründet, daß nach der Trennung der Vitalstoffe und des Wassers von den Fasern die flüssige Nahrung besonders schnell verdaut wird. Die Verdauungsprozesse, die erforderlich sind, um die Wirkstoffe von den Fasern zu trennen, benötigen Verdauungsarbeit und Zeit. Die Verdauung von ganzen Früchten und ganzem Gemüse braucht Energie, und die Quelle dieser Energie

liegt in der Nahrung. Ein Teil der ‚festen' Nahrung, die man ißt, wird als ‚Brennstoff' benutzt, um diese Energie zur Verfügung zu stellen.
Dies beantwortet die häufig gestellte Frage: Warum soll man Früchte, Salate und Gemüse nicht ganz essen, statt Säfte daraus zu machen? Die Fasern haben keinen Nährwert, aber sie haben einen nützlichen und dringend benötigten Zweck. Sie wirken wie ein ‚Besen' im Verdauungskanal und fördern den Verdauungsvorgang. Obwohl die Fasern den Dickdarm als mikroskopisch kleine Zelluloseteilchen erreichen, nachdem sie durch den Magen, den Zwölffingerdarm und schließlich den etwa siebeneinhalb Meter langen Dünndarm gewandert sind, sind diese Faserstoffe für den Dickdarm immer noch ein Ballaststoff, und als solchen verwendet er sie auch. Ohne diese Fasern als Ballaststoff kann man den Dickdarm und den Körper als Ganzes nicht gesund erhalten.
Es ist daher unerläßlich, daß eine wohlausgewogene Ernährung immer auch ganze Früchte enthält sowie Salate aus rohen verschiedenen Gemüsesorten." [52]

Um sich beispielsweise die Vitalstoffe von einem Kilogramm Karotten einzuverleiben, braucht man nur etwa einen halben Liter Karottensaft zu trinken. Der halbe Liter ist schnell getrunken, vor allem schmeckt frischgepresster Saft wirklich köstlich! Wer aber isst schon ein ganzes Kilogramm rohe Karotten auf einmal?
Eine große Rolle kann das für die Mineralienversorgung des Menschen spielen. Die meisten Menschen sind mit basischen Mineralien seit vielen Jahren chronisch unterversorgt. Bei den Männern drückt sich das im Haarausfall aus, bei den Frauen in der Cellulite [50]. Wenn nun auch, wie so oft, die Darmwände durch Jahre alten faulenden Stuhlgang völlig verkrustet sind und daher auch die schönste Rohkost weitgehend ungenutzt wieder dem Ausgang zustrebt, bilden Säfte eine schnell wirkende, aber dennoch natürliche Therapie. Mineralienreiche Grünsäfte wie Weizengrassaft [53],

Grünkohlsaft und Staudenselleriesaft (evtl. mit anderen, weniger bitteren Säften vermischt) erreichen zwischen den Krusten immer noch die Darmwände, wo die feste Kost weitgehend ungenutzt passiert. Darüber hinaus sorgen Fruchsäfte durch ihre Fruchtsäuren für das Aufsprengen und den Abtransport der alten Kotreste.

Zu beachten ist, dass hier immer frischgepresste Säfte gemeint sind. Die im Handel erhältlichen abgepackten Säfte sind alle erhitzt und haben daher ihre basenbildenden Eigenschaften weitgehend verloren, wirken also übersäuernd. Eine tolerierbare Ausnahme können höchstens die Direktsäfte (nicht aus Konzentrat hergestellten Säfte) darstellen.

Auch wenn man frischgepresste Säfte eher als vorübergehende Therapie oder als sparsam einzusetzenden Genuss betrachtet und ansonsten das ganze Lebensmittel bevorzugt, lohnt sich doch die Anschaffung eines Entsafters in jedem Fall (Adressen im Anhang). Denn er eignet sich nicht nur zum Entsaften, sondern auch zum Musen, zur Herstellung von Karottenmus und anderem Gemüsemus, Fruchtmus und Nussmus sowie zur Herstellung von Brotaufstrichen aus Sonnenblumenkernen: Einfach zu Mus verarbeiten und mit Wasser verrühren. Die Geschmacksrichtung ist durch Beigabe von Tomatensoße, Brühwürze, Knoblauch, Zwiebeln, Meerrettich etc. beliebig zu variieren.
Immer habe ich gemeint, auf dem Gesundheitsweg auf Marzipankartoffeln, mein großes Laster, verzichten zu müssen. Heute stelle ich mir mit Hilfe des Entsafters gesundes Rohkost-Marzipan her (ohne jeden Fabrikzucker!): Mandeln mit der gleichen Menge (nicht eingeweichter) Trockenfrüchte und ein wenig Wasser zu Mus verarbeiten. Die Masse ein wenig durchkneten und mit der Hand kleine Bällchen formen. Man kann variieren mit Haselnüssen oder Aprikosenkernen; an Trockenfrüchten eignen sich sehr gut Feigen, Datteln oder Aprikosen. Schnell hergestellt und preiswert habe ich

so mit Hilfe des Entsafters hochwertige gesunde Leckereien.
Ein Entsafter ist eine unschätzbare Hilfe auf dem Gesundheitsweg und reichert den Speiseplan nicht nur mit Säften, sondern auch mit leckeren Rohkost-Zubereitungen an, auch wenn man noch kein hundertprozentiger Rohköstler ist.

- Lauch, Zwiebeln und Knoblauch

Auch bezüglich der Liliengewächse (Lauch, Zwiebeln und Knoblauch) gibt es in der Literatur verschiedene Beurteilungen.
Aus der spirituellen Richtung werden die Liliengewächse als eine „unreine" Nahrung beschrieben, die die Aura aufwühlt und die Sinnlichkeit verstärkt (Hildegard von Bingen, Yoga...). Viele Gesundheitsautoren hingegen beschreiben sie gerade umgekehrt als reinigend (Waerland, Nolfi). Bekannt ist ihre antiseptische und Darmpilz bekämpfende Wirkung.
„Als die Memphispyramide vor 7000 Jahren gebaut wurde - manche meinen, es sei noch länger her - arbeiteten 100.000 Sklaven 20 Jahre lang daran; sie erhielten jeden Tag Knoblauch, damit sie Kräfte für die harte Arbeit hatten. (...) Unsere alten nordischen Wikinger, weiß man jetzt, hatten große Lauchgärten, zogen sowohl gewöhnliche Zwiebeln als auch Knoblauch und nahmen diese mit auf ihre oft weiten Seefahrten. In der älteren Edda, unserer ältesten nordischen Götterlehre, steht, daß Knoblauch ‚böse Geister' austreibt. Was sind böse Geister? Doch sicherlich negative Gemütsstimmungen in einem vergifteten und geschwächten Gehirn! Wie z.B. Haß, Zorn, Neid, Begierde, Eifersucht usw. Auch griechische und römische Schriftsteller des Altertums erwähnten Knoblauch als Heilmittel, als wurmtreibendes Mittel. (...)
Auf ‚Humlegaarden' essen wir morgens und abends Knoblauch..." [11]

Nachfolgend beschreibt Kirstine Nolfi, bei welchen Krankheiten und Beschwerden der Knoblauch eine verblüffende Erleichterung oder Heilung verschafft: Säuberung des Dickdarms von Verwesungsbakterien, Hämorrhoiden, Erkältungen, chronische Krankheiten in den oberen Luftwegen, Nasen, Schlund und Kehlkopfkatarrh, Entzündungen der Bronchien, der Mandeln, des Zahnfleisches, der Speicheldrüsen, der Lymphdrüsen, der Stirnhöhlen, des Mittelohres und des Oberkiefers, „... alles in Verbindung mit der Rohkost; es ist auch gut gegen Zahnschmerzen und Ohrenschmerzen ... Pickel verschwinden ohne Narbenbildung..." (a.a.O.)
„Die Zwiebel spielt bei der Bekämpfung altersbedingter Erkrankungen eine ganz ähnliche Rolle. Als naher Verwandter des Knoblauchs ist die Zwiebel (nur gelbe und rote, aber nicht die weiße Sorte) voll von Antioxidantien, von denen das wichtigste das *Quercetin* ist, ein Antioxidans, von dem berichtet wurde, es könne viele krebserregende Stoffe besonders im Magen inaktivieren und außerdem Enzyme blockieren, die das Krebswachstum anregen. Auch Quercetin verhindert die Oxidation von LDL-Cholesterin. Und ähnlich wie der Knoblauch können auch Zwiebeln helfen, das Blut zu verdünnen und der Blutgerinnselbildung vorzubeugen, die HDL-Cholesterinspiegel steigern und die LDL-Cholesterin- und Triglyceridspiegel senken, um somit einem Schlaganfall vorzubeugen." [54]

Das Fazit lautet auch hier also wieder, seine eigenen Erfahrungen zu machen und seine eigenen Schlüsse zu ziehen. Bei rohem Verzehr schützt ja die Schärfe von Lauch, Zwiebeln und Knoblauch automatisch vor einem übermäßigen Verzehr. Und die reinigende, antiseptische Wirkung der Liliengewächse kann sich auch nur bei rohem Verzehr richtig entfalten. Was den Geruch durch Knoblauch anbelangt, so ist zu beobachten, dass vor allem stark verunreinigte Menschen (Fleischesser, Konsumenten von Genussgiften wie Tabak, Alkohol, Koffein) nach dem Knoblauchgenuss besonders unangenehme Ausdünstungen haben. Das unterstreicht im Grunde nur die enorme Reinigungskraft des Knoblauchs. Der Geruch von Knoblauch an sich muss noch gar nicht einmal unangenehm sein.

- Nahrungsergänzungen

Die vielbeschworenen Mangelerscheinungen, denen Vegetarier, Veganer und Rohköstler anheim fallen sollen, erweisen sich immer wieder als Märchen. Wie wir gesehen haben, stehen gerade die Konsumenten von vielen tierischen und erhitzten Produkten in der größten Gefahr, Mangelerscheinungen zu bekommen.
Betrachten wir die psychologische Seite des Problems. Derjenige warnt immer wieder vor den „gefährlichen Mangelerscheinungen" bei der vitalstoffreichen Gesundkost, der sie für sich selber als mangelhaft empfinden würde, dem in seiner Vorstellung allerhand fehlen würde, wenn er sich so ernähren müsste.
Andererseits ist es möglich, dass derjenige tatsächlich Mangelerscheinungen an sich feststellen wird, der seine Mangelempfindungen immer und immer wieder übergeht, der beispielsweise seinen Appetit auf gut gereiften Käse und cremige Saure Sahne unterdrückt, weil er doch so gerne vegan leben möchte, oder der seinen Appetit auf gekochte Kartoffeln mit Blumenkohl unterdrückt, weil er doch so gerne nur noch von rohen Früchten leben möchte. Die Unterdrückung ist nicht der Weg, sondern die ganzheitliche Weiterentwicklung, die zur Sublimierung führt. Da auf diesem Weg ein jeder Mensch auf einer anderen Entwicklungsstufe steht, kann die gleiche Ernährungsform bei dem einen Menschen zu Mangelerscheinungen führen, während sie für den anderen vollkommen ausreicht.
Therese Neumann (auch Therese von Konnersreuth genannt, 1898-1962) nahm ab ihrem 25. Lebensjahr jeden Tag nur noch eine kleine Hostie und etwas Wasser zu sich.

Wie unsinnig ist es da zu sagen, weil unsere Böden heute ausgelaugt sind, benötigt heute *jeder* Mensch Nahrungsergänzungen in Form von Vitamin und Mineraltabletten. Nicht „jeder Mensch benötigt ...“, sondern „jeder Mensch ist verschieden!“
Genauso ist es unsinnig, Nahrungsergänzungen zu sich zu nehmen, wenn man weiterhin die Stoffe reichlich konsumiert, die unsere Vitalstoffreserven angreifen: Alkohol, Zucker, Kaffee, Tabak, tierische Produkte, Weißmehlprodukte ...
Am wenigsten ist es ein Grund, Nahrungsergänzungen zu sich zu nehmen, weil man den Übertritt zum Vegetarier, Veganer oder Rohköstler vollzieht. Denn gerade durch diese Schritte nimmt man ja mehr und nicht weniger Vitamine, Enzyme und organische Mineralien auf als der Durchschnittsbürger. Allerdings zählt dabei nicht alleine die Aufnahme, sondern auch, ob der Körper die aufgenommenen Vitalstoffe verarbeiten kann. Wie wir bereits am Milchkalzium gesehen haben, nützt allein eine große Aufnahmemenge gar nichts, weil der Körper es nicht dort einbauen kann, wo es fehlt. Im Gegenteil: Gerade in den Ländern, in denen am meisten Milch konsumiert wird, den westlichen Industrienationen, ist die Osteoporose am verbreitetsten.

Ein anderes Beispiel: Vitamin B12. „Vitamin B12 ist eine Substanz, die beim Aufbau der roten Blutkörperchen benötigt wird. Ein Mangel an Vitamin B12 führt zu perniziöser Anämie. Nur wenige pflanzliche Lebensmittel (milchsauer vergorenes Gemüse, Miso, Sojasauce, Algen, Hefe) enthalten dieses Vitamin, weshalb viele Ernährungswissenschaftler, die bereits eine fleischlose Kost befürworten, den völligen Verzicht auf tierische Nahrung, also auch auf Milchprodukte und Eier, als gefährlich betrachten. Die Nahrung ist aber für niemanden der Hauptlieferant von Vitamin B12, auch nicht für Menschen, die viel Fleisch essen. Um B12 aus der Nahrung aufnehmen zu können, fehlt vielen Menschen ein Transportmolekül, der sogenannte Intrinsic Factor. Kein pflanzenfressendes

Tier nimmt Vitamin B12 mit der Nahrung auf, aber alle Säugetiere benötigen diesen Stoff. Darum produzieren die Bakterien der Darmflora beim Pflanzenfresser in der Natur wie beim Menschen Vitamin B12. Das Fleisch ist also allenfalls ein Zwischenträger für dieses Vitamin, aber es stammt von den gleichen Mikroorganismen, die auch wir im Darm aufweisen.

Der schnellste Weg, seine Darmflora zu zerstören, besteht darin, reichlich Fleisch, Eier und Milchprodukte zu essen, denn diese Nahrungsmittel fördern die Bildung von Fäulnisbakterien im Dickdarm (dies betrifft nur die ungesäuerten Milchprodukte, Anmerkung des Verfassers). Die perniziöse Anämie kommt daher bei Fleischessern häufiger vor als bei Vegetariern. Wenn eine Störung in der Darmflora besteht, z.B. nach der Verwendung von Antibiotika, kann der Vitamin-B12-Bedarf auf pflanzlicher Basis mit milchsaurem Gemüse wie Sauerkraut, Hefe, Algen, Miso oder Tamari leicht gedeckt werden.“ [55]

Die gut gemeinte reichliche Zufuhr eines Nährstoffs kann also genau das Gegenteil bewirken. Auch hier erweist sich die Umstellung vom Fäulnismilieu auf das milchsaure Gärungsmilieu im Darm, wie von Waerland empfohlen, als der Schlüssel zur Gesundheit (siehe hierzu auch Kapitel 14 / Darmgesundheit). Wenn man also seine Ernährungsumstellung im Einklang mit seiner inneren Entwicklung vornimmt und sich von Anbeginn an bemüht, den Anteil an Pflanzlicher Rohkost als die wahre Vitalstoffquelle stetig zu erhöhen, so sind keinerlei Mangelerscheinungen zu erwarten. Im Gegenteil werden dadurch die früheren Mangelzustände, ob sie einem bewusst waren oder nicht, nach und nach ausgeglichen.

Das Beispiel von Therese Neumann ist hier ebenso wenig zu verallgemeinern wie die Empfehlung, Nahrungsergänzungen zu sich zu nehmen. An diesem Extrembeispiel soll nur zweierlei veranschaulicht werden:

1. dass jede Aufstellung allgemeingültiger Nährstoffbedürfnisse fragwürdig ist, weil sich jeder Mensch auf einer anderen Entwicklungsstufe befindet.

2. dass unsere Verbindung mit der inneren Kraftquelle, von der ich eingangs sprach, eine reale Größe ist und für unseren Gesundheitszustand sehr viel entscheidender als die Frage nach bestimmten Stoffen, die die Wissenschaft entdeckt hat, während sie Tausende von anderen Stoffen noch nicht entdeckt hat.

Hier noch die Ausführungen des Vegetarierbund Deutschland zum Thema Nahrungsergänzungen: „Brauchen VegetarierInnen Vitamintabletten?
Wie wir gesehen haben, lässt sich der menschliche Nährstoffbedarf bis auf die eben beschriebenen Ausnahmesituationen durch eine gut zusammengestellte vegetarische Kost problemlos decken. Dennoch werden uns von einer äußerst geschickt aufgemachten Werbung so genannte ‚Nahrungsergänzungsmittel' förmlich aufgedrängt. Es gibt Vitaminsäfte, Elixiere, Kaubonbons und Sprudeltabletten. Zusätzlich werden viele Lebensmittel mit dem Hinweis auf zugesetzte Vitamine und Mineralstoffe beworben. Seit neuestem gibt es sogar ein spezielles ‚Nahrungsergänzungsmittel für Vegetarier' mit Eisen, Zink und Vitamin B12. Wer sich ausgewogen ernährt, braucht keine Vitaminpräparate. Bestenfalls sind sie herausgeworfenes Geld, schlimmstenfalls kann es bei fettlöslichen Vitaminen sowie bei Mineralien (vor allem Eisen und Kalzium) wegen einer Überdosierung zu gesundheitlichen Schäden kommen.(...)
Vitaminpräparate enthalten immer nur eine kleine Auswahl iso-

lierter Stoffe. In natürlichen Nahrungsmitteln treten Vitamine aber niemals isoliert auf und der komplexe Prozess ihres Zusammenwirkens mit anderen Stoffen ist bis heute nicht vollständig erforscht. Deshalb ist es immer besser, Vitamine zusammen mit ihrem ‚Umfeld', also ihren natürlichen Begleitstoffen, zu sich zu nehmen.
Mehr Vitamine führen außerdem nicht zwangsläufig auch zu einer besseren Vitaminversorgung. Im Gegenteil, hohe isolierte Vitamingaben können das Gleichgewicht der kontinuierlichen Aufnahme stören. Greifen Sie also nur unter ärztlichem Rat und bei ganz konkreten Hinweisen auf einen Mangel zu Ergänzungspräparaten. Vertrauen Sie lieber auf die positiven Wirkungen einer gesunden, ausgewogenen und vollwertigen Ernährung." [56]

Sagen wir es so: Nahrungsergänzungen sind Krücken. Natürlich können uns Krücken in gewissen Phasen unseres Lebens helfen. Es geht also nicht darum, dass sie etwa keine helfende oder heilende Wirkung haben könnten. Auf dem Gesundheitsweg zur naturgemäßen Lebensweise sollten wir sie jedoch eines Tages überwinden. Ab einem gewissen Niveau unserer Entwicklung helfen uns die Krücken nicht mehr, sondern sie behindern uns. Ebenso ist es mit den Nahrungsergänzungen.

Alles in allem lautet die Lösung auch hier: den Anteil an einer richtig zusammengestellten Pflanzlichen Rohkost immer mehr erhöhen!

17. Konsequenz

Obwohl sich die Vermeidung jeglichen Fanatismus wie ein roter Faden durch den Stufenweg zur pflanzlichen Rohkost zieht, sei hier noch einmal das Thema von der Warte des weitgehenden Rohköstlers aus beleuchtet. Nicht umsonst gibt es so viele „Fast-Rohköstler". Vielleicht liegen sie mit ihrer Ablehnung einer Tabuisierung jeglicher Kochkost gar nicht so verkehrt? Vielleicht können die selbst auferlegten Tabus mehr zu einer Erkrankung beitragen wie gelegentliche Ernährungsfehler?

Wenn man die Rohkost bei fortgeschrittenen Erkrankungen als Heilkost anwendet, dann ist die hundertprozentige Einhaltung notwendig (sofern nicht eine übermäßige Rückvergiftung durch die Ausschwemmung der körpereigenen Schlacken in das Blut etwas anderes erfordert).

„Die Heilnahrung par excellence ist die pflanzliche Rohkost: Frische Früchte, Beeren, Gemüsefrüchte, grüne Blätter und Blattgemüse, Nüsse, Mandeln, Wurzeln, Samen. Je länger die Ernährungsfehler als Krankheitsursache gewirkt haben, umso stärker muß die Heilkraft der Nahrung genutzt werden. So verlangt zum Beispiel die Heilung eines chronischen Ekzems strenge Rohkost während Monaten. Mit Halbundhalb erreicht man gar nichts." (Max Bircher-Benner, 1927, in einem Vortrag in Stuttgart)

Betrachtet man jedoch als relativ Gesunder die Rohkost im Kontext eines ganzheitlichen Entwicklungsweges, so dürfen ein paar wichtige Aspekte nicht einfach beiseite geschoben werden:

- die Impulse des Körpers,
- der soziale Aspekt,
- der bioklimatische Aspekt.

- Die Impulse des Körpers

Der Rohköstler hat immer wieder Reinigungskrisen zu durchstehen, die ihn nicht dazu verleiten sollen, seine pflanzliche Rohkost als die Quelle des Übels zu sehen. Er hat an seiner Ernährung festzuhalten und die Versuchungen der „alten Schlechtkost" zu überwinden. Andererseits bedeutet der Weg des Naturköstlers aber auch, auf die Impulse des Körpers hören zu lernen, sie nicht beiseite zu schieben, sondern ihnen Folge zu leisten, um mehr und mehr in eine vertraute Zwiesprache mit dem eigenen Körper zu finden. Auf diese Weise wird er dem Körper immer unmittelbarer und präziser das geben können, was dieser wirklich braucht.
Das sind die beiden Pole, zwischen denen wir den „Weg der Mitte" zu finden haben. Stimmen die Impulse des Körpers denn immer mit unserem angeeigneten Bild von der reinen Naturkost überein? Wie lernen wir es, eine bloße Versuchung von einem echten Bedürfnis zu unterscheiden?
Hier kann ich nur von meiner eigenen Erfahrung berichten: Meine ersten Versuche mit der Rohkost, nach immerhin zehn Jahren als Vegetarier, waren geprägt von der fanatischen Einstellung „Ganz oder gar nicht!". Inspiriert von den Lehren der Früchterohköstler und von dem Glauben, dass wir auf den höheren himmlischen Planeten nur noch Früchte zu uns nehmen, versuchte ich es mit einer Mono-Früchterohkost, d.h. nur süße Früchte und nur eine Fruchtsorte zu einer Mahlzeit. Nach drei Tagen fühlte ich mich damit so elend, dass ich zu meiner lacto-vegetarischen Vollwertkost mit gekochtem Gemüse und gekochten Kartoffeln zurückkehrte. Ich bin dem Impuls meines Körpers gefolgt, da ich nicht fanatisch genug war, mich in der Ernährung zu kasteien. Und ich muss sagen, heute bin ich froh darüber. Denn mit meinem heutigen Wissen interpretiere ich meinen elenden Zustand nach drei Tagen Obst nicht nur als eine Entgiftungskrise, wie sie von den Rohkostlehrern vorausgesagt wird, sondern auch als eine beginnende Deminerali-

sierung. Die konnte ich deshalb so rasch bei mir wahrnehmen, weil mein Stoffwechsel wohl ohnehin in einer Schieflage war. Die reine Früchte-Rohkost hat diese beginnende Übersäuerung jedoch nicht behoben, sondern sie noch verschärft. Das Erste, worauf ich nach drei Tagen Obst-Rohkost Appetit verspürte, war Gemüsesaft. Ich interpretiere das heute so, dass mir die darin enthaltenen basischen Mineralien gefehlt haben.

Die Augen geöffnet hat mir das „Sonnenkost-Dreieck" von David Wolfe aus seinem Buch *Die Sonnen-Diät* [27]: „Eine Ernährung bedarf, um ausgeglichen zu sein, neben einem Anteil süßer Früchte auch einen Anteil grünblättriger Pflanzen (Salate, Kräuter, Staudensellerie...) und einen Anteil fetthaltiger Nahrung (Oliven, Avocados, Nüsse, Samen oder auch kaltgepresste Öle). Nichtsüße Früchte wie Gurken oder Tomaten gelten als neutral." Meine Versuche damit bestätigten seine Auffassung. Es ist mir ohne Weiteres möglich, längere Zeit mit dieser Form von Rohkost durchzuhalten, ohne irgendwelche Mangelzustände zu empfinden. Das war eine sehr erstaunliche Erfahrung für mich. Dass ich dann dennoch wieder teilweise zu gekochter Kost zurückkehrte, lag nicht an einem empfundenen körperlichen Mangelzustand, sondern einfach an dem Appetit auf die gewohnten Kochgerichte, auf der mehr psychischen Neigung, den alten Gewohnheiten wieder nachzugeben. Dennoch ist der Rohkost-Anteil in meiner Ernährung sehr hoch.
Auf meinem Weg einer kontinuierlichen Erhöhung des Rohkost-Anteils erfahre ich, dass ich von ganz alleine, ohne Zwang und Einschränkung, immer mehr Appetit auf Rohkost bekomme. Denn ich entdecke in der Rohkost-Welt immer mehr Möglichkeiten. Dafür ist es sehr hilfreich, in mehrmaligen wochenlangen Phasen mit Nur-Rohkost nach dem Sonnenkost-Dreieck erfahren zu haben, dass es geht. Aber dennoch kann es nicht richtig sein, die alten Neigungen einfach zu übergehen. Was verdrängt wird, kommt irgendwann wieder. Mit Verboten lösen wir die alten Neigungen

nicht auf, wir verdrängen sie nur. Es ist einfach hilfreich, vor dem Schritt zur hundertprozentigen Rohkost sich erst einmal in der zuckerfreien Ernährung zu „konsolidieren". Heute, wo ich jeden zugesetzten Fabrikzucker konsequent meide, kann ich es deutlich sehen, dass der Konsum von raffiniertem weißen Zucker nichts Anderes ist als eine richtige Sucht. So freue ich mich daran, davon nun weitgehend frei zu sein und weiß aus dieser Erfahrung heraus, dass ich auch, wenn ich es will, genauso die Kochkost-Sucht einmal überwinden kann, nämlich ohne Zwang.

Es ist möglich, dass Rohköstler, die sich von einem Tag zum anderen zur Rohkost bekehrt haben, Jahre später wieder von alten Kochkost-Neigungen überfallen werden, in einer Weise, die kaum noch zu kontrollieren ist. Ein sanfter Übergang versetzt einen mehr dazu in die Lage, mit den alten Neigungen zur ungesunden Ernährung kontrolliert umzugehen.
Vielleicht hat es sich schon mancher Leser gefragt: Weshalb hatte wohl Hänschen Apfelkern, als er in die Welt hinauszog, einen Kochtopf auf dem Kopf? Nun, er wird sich wohl, zumindest in der ersten Zeit, hin und wieder ein paar Pellkartoffeln oder einen Hirsebrei oder eine Bohnensuppe neben seiner Apfelrohkost gekocht haben. Es ist ihm anscheinend nicht zum Verhängnis geworden. Es ist nichts davon bekannt, ob er immer noch einen Kochtopf auf dem Kopf trug, als er wieder heimkam. Er wird wohl unterwegs seine Kochkost-Sucht allmählich überwunden haben. Oder auch nicht. Pflastern wir unseren Weg nicht mit Verboten! Nicht die Verbote befreien uns von alten Essgewohnheiten, sondern im Gegenteil das positive Streben, den Anteil an Pflanzlicher Rohkost in unserer Ernährung stetig zu erhöhen. Dann verschwindet das, was wir weglassen wollen, allmählich von alleine.

- Der soziale Aspekt

Die wenigsten Menschen, die gegenüber sich selbst und ihren eigenen Neigungen nicht einmal ein Auge zudrücken, sind noch tolerant gegenüber ihren Mitmenschen. Mit einer intoleranten Haltung aber wird man seine Ideale nicht verbreiten, sondern die Menschen eher abschrecken.

„Am wenigsten Nachsicht übt der, der die meiste braucht."
Lothar Schmidt

„...es sich aber selber nicht eingesteht", könnte man hinzufügen. Denn wer sich selber seine Ernährungssünden rigoros versagt und sie einfach beiseite schiebt, anstatt sie wirklich aufzulösen, der gönnt auch seinem Nächsten nicht dessen Lebensweise.

„Wer nicht genießt, ist ungenießbar."
Konstantin Wecker

Da wir aber nicht das Recht dazu haben, über die Lebensweise unserer Mitmenschen zu urteilen, liegt dieser Missgunst eine Fehlhaltung zugrunde. Jede Missgunst unseren Mitmenschen gegenüber angesichts deren Ernährungsverhalten, sollte den Gesundköstler zu der Frage führen: Habe ich meine eigenen „sündigen Wünsche" wirklich überwunden oder nur verdrängt? Und hier steht naturgemäß der werdende Rohköstler in einem noch viel größeren Spannungsfeld als jemand, der sich „nur" vegetarisch oder „nur ein bischen gesünder" ernähren möchte.

Wie gehen wir damit um? Mittlerweile bin ich an einem Punkt angelangt, wo ich sage: Wenn das Essen von gekochten Kartoffeln unser einziges Problem sein soll, dann kann es ja so schlecht nicht um uns bestellt sein.

Das soll natürlich nicht wieder dahin führen, die Bedeutung unserer Ernährungsgewohnheiten zu verharmlosen. Sondern das soll uns den Blick offen halten auf unser Streben nach ganzheitlicher Entwicklung. Ganz bestimmt lenken sich viele Rohköstler in ihrem Kampf mit den gekochten Kartoffeln von ihren eigentlichen Schauplätzen ab, wo in dieser Phase noch viel dringendere Kämpfe anstehen.

- Wie ist die Beziehung zum Partner?
- Wie ist überhaupt die Beziehung zu unseren Mitmenschen?
- Wo tragen wir noch versteckte oder offene Aggressionen mit uns herum, die wir schleunigst bearbeiten sollten?
- Oder wo können wir, da wir doch aus ethischen Gründen Vegetarier geworden sind, noch mehr tun und aktiv werden, um die Tiere aus ihrem großen Elend in den Händen der profitgierigen Menschen zu befreien?
- Oder wo können wir in einer Welt der Kriege für die Opfer, für die Verfolgten und für die Unterdrückten dasein?

Wir aber kämpfen mit der Frage, ob wir uns noch gelegentlich gekochte Kartoffeln, gekochtes Getreide und gekochtes Gemüse erlauben dürfen oder nicht!

Solange uns noch diese Frage so sehr beschäftigt, sollten wir uns einmal fragen, ob wir noch den Blick haben für die dringendsten Probleme auf diesem Planeten oder ob uns jemals die eigentlichen Probleme in unserer Gesellschaft interessiert haben. Diese Gesellschaft krankt an Lieblosigkeit. - Menschen saufen oder spritzen sich zu Tode, weil diese Gesellschaft an Lieblosigkeit krankt. - Tiere werden millionenfach gedankenlos zu Tode gefoltert, weil diese Gesellschaft an Lieblosigkeit krankt. - Und wir ringen mit der Frage, ob man noch gekochte Kartoffeln essen darf! Es gibt auch manche konsequente Rohköstler, deren Beziehung zu ihren Mitmenschen an Lieblosigkeit krankt.

Leben wir besser danach: Lieber ein inkonsequenter Rohköstler, aber dafür ein liebevoller Mensch!

Wenn wir uns an die eigentlichen Leichen in unserem Keller heranmachen, werden uns auch einmal, ohne jeden Zwang, die letzten Schritte unserer Ernährungsumstellung leichter fallen. So wie sich ein Apfel ganz leicht vom Baume lösen lässt, wenn wir ihn nur erst richtig reifen lassen.

Wie gehen wir mit Einladungen um?
Von Jesus, der Vegetarier und wahrscheinlich sogar vegan lebender Frugivore war [48], heißt es, dass er bei Einladungen auch Fleischgerichte zu sich nahm. Wahrscheinlich ist das der Grund, weshalb heute seine vegetarische Lebensweise kaum noch bekannt ist. Man sollte sich aber vergegenwärtigen, dass es zu seiner Zeit in seinem Kulturkreis ein schwerer Affront gewesen wäre, bei einer Einladung nicht von den dargebotenen Speisen zu essen.
Der Früchte-Rohköstler Helmut Wandmaker vertritt die Auffassung, dass ein reiner Naturköstler auf seinem Weg an einem Punkt gelangt, wo ihm schon kleinste Abweichungen, also kleinste Mengen jeglicher Kochkost, regelrechte Übelkeit verursachen. Er beschreibt sogar, wie er sich bei Einladungen, wenn es ans Essen ging, in sein Auto zurückzog, um dort allein für sich eine mitgebrachte Banane zu verzehren [29]. Als soziales Wesen sehe ich es jedoch so, dass ich bei meinem Ernährungsverhalten zwischen meinen häuslichen Gewohnheiten und geselligen Anlässen zu unterscheiden habe. Zudem sollten doch durch die Pflanzliche Rohkost die Basenspeicher derart aufgefüllt sein, dass sie eine gelegentliche übersäuernde Mahlzeit auch einmal zu kompensieren vermögen. Jedenfalls ist nichts davon bekannt, dass Jesus seinen Gastgebern auf den Teppich gekotzt hätte (was er nach Helmut Wandmaker wohl hätte tun müssen).

Allerdings gibt es einen Punkt, wo ich meine, dass man - zumindest in unserem westlichen Kulturkreis - auch bei Einladungen konsequent sein sollte: beim Vegetarismus, die Enthaltung von Produkten vom getöteten Tier. Die Gesellschaft ist in ihrem Reifeprozess gerade an einen Punkt gelangt, wo sie begreift, dass Vegetarier ganz normale Menschen sind. Aber wie sollen die Menschen einen Vegetarier begreifen, der dann trotzdem Fleisch isst? Ich glaube, ein solches Vorgehen stiftet eher Verwirrung, als dass es für ein friedvolles Zusammenleben notwendig wäre. Ich habe noch keinen Gastgeber erlebt, der nicht bei einem kleinen Hinweis sofort bereit wäre, nach seinen Möglichkeiten etwas ohne Fleisch zuzubereiten. Jeder Gastgeber ist normalerweise dankbar dafür, dass er nicht große Mühe und Hingabe in die Zubereitung einer Fleischmahlzeit stecken muss, die dann einfach nur anstandshalber hinuntergewürgt wird. Deshalb halte ich es für wichtig, diesbezüglich seine Haltung offen darzulegen, während für die Einschränkung „Ich esse aber nur Rohkost“ der Boden meines Erachtens noch nicht genügend aufbereitet ist. Rohköstler wirken eher noch wie Menschen von einem anderen Stern, und seine Andersartigkeit zu betonen, wirkt mehr abstoßend als verbindlich und Interesse wekkend. Mittlerweile gibt es auch in fast jedem Restaurant eine Rubrik mit vegetarischen Gerichten. Und wenn dann auf dem Gemüse ein Klecks Béchamel-Sauce ist (mit Ei!), dann sollten wir es nicht gleich vorwurfsvoll zurückgehen lassen. Denken wir an die weit größeren Leichen, die wir noch in unserem Keller haben und daran, dass es der Nächste arglos und liebevoll gemeint hat. Kommen aber die vegetarischen Bratkartoffeln mit Speck, so finde ich, ist schon ein Hinweis angebracht, dass Speck in einem vegetarischen Gericht nichts zu suchen hat.

Die Gesellschaft ist nun einmal reif für den Schritt zur vegetarischen Ernährung, ob sie es wahrhaben will oder nicht. Deshalb sollte man meiner Meinung nach als Rohköstler und Veganer hier, beim Vegetarismus, bei den Produkten vom getöteten Tier, die Trennlinie ziehen, wenn man irgendwo auswärts an einer Tafel sitzt. Diese persönliche Auffassung beruht auf persönlichen Erfahrungen und Einsichten. Sie ist hier mitgeteilt als Hilfestellung für werdende Gesundköstler. Natürlich soll auch diese Herangehensweise nicht als die einzig mögliche und die einzig richtige hingestellt werden. Denn der Umgang mit den gesellschaftlichen Anlässen bei Tisch hängt zum einen von der konkreten Situation ab und zum anderen von der persönlichen und gesellschaftlichen Entwicklung. Er darf somit nicht starr gehandhabt werden, sondern ist im Fluss und kann sich ständig wandeln.

- Der bioklimatische Aspekt

Es gibt noch einen weiteren Aspekt, weshalb das sture Festhalten an der hundertprozentigen Rohkost gar nicht in jedem Fall zu empfehlen ist. Der elsässische Ernährungslehrer und Heilpraktiker Jean Huntziger nennt es die „Ernährung nach bioklimatischen Richtlinien". Das bedeutet, dass sich unsere Ernährung den klimatischen Gegebenheiten möglichst anpassen soll. So lehnt er es z.B. ab, im mitteleuropäischen Winter stark wasserhaltige Südfrüchte zu verzehren, weil sie kühlend wirken. In seinen Vorträgen auf Rohkost-Veranstaltungen bekennt er sich offen dazu, dass er sich im Winter auch eine erhitzte Getreidegrütze bereitet. Er hält es für wichtig, als Rohköstler nicht bibbernd durch den Tag zu gehen und dem Körper die wärmenden Speisen zu geben, nach denen er verlangt.

Außerdem ist es ein wichtiger Aspekt, dass wir unsere Nahrung nicht aus fernen Ländern importieren, sondern dass wir uns an das halten sollten, was in unserer eigenen Region verfügbar ist. Dafür sehe ich zwei Gründe:

- Unsere Nahrung besteht nicht nur aus Nährstoffen, sondern

ist auch Informationsträger. Dass wir in einer bestimmten Region leben ist kein Zufall, sondern entspricht den derzeit aktiven individuellen Anlagen in der Seele. Die in der Region wachsende Nahrung unterstützt die optimale Entfaltung unserer Anlagen. Wie kann man eine Verbundenheit mit der Natur erreichen, wenn man die einen unmittelbar umgebenden Nahrungspflanzen missachtet?

- „Natürlich an der Sonne gereiftes Obst bedeutet, dass man seine Auswahl auf die nähere, ohne moderne Verkehrsmittel erkennbare Umgebung, also den natürlichen Lebensraum des Menschen beschränkt. Vor allem sollte man in Deutschland auf keinen Fall Zitrusfrüchte essen, da diese unreif geernteten Früchte durch ihre Säure und auch saure Verdauung den Kalziumvorrat des Körpers angreifen und dadurch häufig Zahnprobleme hervorrufen. Nur im reifen Zustand wirken sie basisch und belasten dadurch den Kalziumvorrat des Körpers nicht. Es ist zu empfehlen, Zitrusfrüchte ausschließlich dort zu essen, wo sie wachsen, und auch dort sollte man die Menge gering halten." Stephan Petrowitsch [57]

Es ist ein bedeutender Unterschied, ob die Früchte am Baum reifen oder ob sie auf dem Transport lediglich „nachreifen". Obwohl also Are Waerland mit seiner grundsätzlichen Ablehnung der Zitrusfrüchte falsch lag (siehe unter Kap. 14./Säuren und Basen), hatte er hierin doch für seine Ernährungslehre, die ausdrücklich für den skandinavischen und angelsächsischen Raum entwickelt und bestimmt war, wiederum recht.

Reshad Feild, ein moderner Sufi, berichtet in seinem Buch *Ich ging den Weg des Derwisch* [58] von einer türkischen Mystikerin, die sich nur noch von Orangen ernährte. So ist hier wieder einmal nicht zu fragen, ob das richtig oder falsch oder zur Nachahmung zu empfehlen sei, sondern es sind die näheren Umstände zu betrachten: Wenn ein Mensch inmitten von Orangenhainen lebt und es auf seinem Reinigungsweg liegt, und er mit jeder Zelle seines Leibes davon begeistert ist dann ist das für diesen einen Menschen richtig und er wird keinerlei Schaden dabei davontragen. Wenn aber ein Mensch, der in einer ganz anderen Region lebt, meint, er müsse das nachahmen, dann missachtet er damit doch gleichzeitig die Nahrungspflanzen, die ihn unmittelbar umgeben! Das kann kein naturgemäßer Weg sein und die Folge wird sein, dass die unreif geernteten importierten Früchte schnell bei ihm zu einer Übersäuerung und Demineralisierung führen.

Das war jetzt ein extremes Beispiel, aber ich denke, daran wird besonders gut sichtbar, wo wir als Naturköstler unseren Schwerpunkt legen sollten: auf die Erzeugnisse aus der eigenen Region, die in der jeweiligen Saison verfügbar sind. Es gibt nun Früchte-Rohköstler, die daraus den Schluss ziehen, in tropische Regionen auszuwandern, weil sie dort die Wiege der Menschheit vermuten, wo Früchte in Hülle und Fülle ganzjährig verfügbar sind. Ich persönlich bin mehr von der Herausforderung fasziniert, den Naturweg in der eigenen angestammten Region zu gehen das muss jeder für sich persönlich entscheiden.
Die „Ernährung nach bioklimatischen Richtlinien“ führt natürlich dazu, dass wir, je kälter die Region ist, desto eher zum Kochtopf greifen, zumindest im Winter. Wir werden wohl kaum Lust auf rohen Grünkohl haben, wenn wir ihn gerade unter der Schneedecke hervorgeholt haben, sondern ihn erst einmal schonend dünsten. Wenn wir in sehr nördlichen Regionen leben, wo außer ein paar Beeren im Sommer kaum noch Früchte wachsen und die Winter sehr kalt sind, dann werden wir doch wohl wahrscheinlich den Roggen zu Brot verbacken und die Kartoffeln kochen?! Bildet nicht die erhitzte Stärke einen Ausgleich an Kohlenhydraten für den Fruchtzucker der Früchte? Wie soll man ohne diesen Aus-

gleich leben, wenn man auf importierte Südfrüchte in nördlichen Regionen verzichtet?

Wie steht es überhaupt mit Kartoffeln, Sellerie, Auberginen, Zucchinis und Lauch? Der puristische Rohköstler hat zwei Möglichkeiten: Entweder er verzehrt auch diese Lebensmittel roh oder er streicht sie ganz aus seiner Ernährung. Aus dem Kopf heraus kann man sich sicher zu der einen oder anderen Variante hinzwingen, jedoch sollte man sich bewusst machen: Ein Weg, der mit den eigenen Empfindungen nicht übereinstimmt, kann niemals naturgemäß sein. Das, was uns gut tut, hat sich nicht künstlich auferlegten Lebensregeln anzupassen, sondern unsere Lebensregeln sollen sich aus dem heraus entwickeln, was uns gut tut.

Das Optimale ist und bleibt die Rohkost. Doch auch eine Vegankost mit hohem Rohkostanteil ist ein legitimer Weg. Deshalb hier mein...

- Vorschlag für eine modifizierte Waerlandkost

Alle hier geschilderten Einsichten und Erkenntnisse sollen nun zusammengeführt werden zu einer Ernährungsform, die auf dem Waerlandsystem aufbaut, dieses aber weiterentwickelt.

- Für alle, die sich eine reine Früchte-Rohkost nicht vorstellen können, aber dennoch eine gesunde Ernährung anstreben.
- Für alle, die es als unnatürlich empfinden, sich in den gemäßigten oder nördlichen Breiten von Tropenfrüchten zu ernähren, die teilweise von Spezialversandhäusern bezogen werden müssen.
- Für alle, denen die regionalen und saisonalen Erzeugnisse der Landwirtschaft am Herzen liegen.

- Für alle, die zwar offen für die Rohkost sind, aber dennoch, zumindest im Winter, nicht auf Brot und Kartoffeln verzichten möchten.

Bei aller Kritik, die es wohl an der Waerlandkost geben mag, muss man aber doch feststellen, dass die meisten Menschen sie nicht hinter sich gelassen haben, sondern weit hinter ihr zurückgeblieben sind. Deshalb halte ich es für einen Fehler, das Waerlandsystem pauschal zu verwerfen, wo es doch so viel grundlegend Richtiges enthält. Es ist vielmehr unsere Aufgabe, auf der Waerlandkost aufzubauen und sie nach dem Stande unserer heutigen Erkenntnis weiterzuentwickeln.
Bei einem Treffen des heutigen Waerlandbundes in Deutschland hat sich ein alter Waerlandist gemeldet, der Are Waerland (gestorben 1955) noch persönlich erleben durfte und die Waerland-Lebensweise seit über 4 Jahrzehnten konsequent praktiziert hatte. Er erhob sich von seinem Platz mit Brille, Hörgerät und Stock, klagte über seine verschiedenen Altersbeschwerden und stellte die Anklage in den Raum, dass doch irgendetwas mit der Waerlandkost nicht stimmen könne, da sie doch langfristig keineswegs vor Krankheiten und Verfall bewahren kann, wie er uns an seinem eigenen Beispiel eindrucksvoll veranschaulichte.

In den vorhergehenden Kapiteln haben wir erfahren, dass Milchprodukte verschleimen und erhitztes Getreide übersäuert und durch seine ausgefällten Mineralien zu Verknöcherung und Versteifung führt. Die im Folgenden dargelegte modifizierte Waerlandkost klammert zwar die Milchprodukte aus, nicht jedoch völlig alles Getreide und die „frevelhafte“ Kochkunst. Die Hauptschwäche, die diese Kostform noch beinhaltet, ist die erhitzte Stärke. Es sei hier also nicht verschwiegen, dass es sich um einen Kompromiss handelt. Helmut Wandmaker sagt:

„Eine Kompromissernährung führt über Kompromisskrankheiten zum Kompromisstod."

Jeder hat die Kompromisse, die er macht, selber zu verantworten und die Folgen dafür zu tragen. Ich glaube jedoch, dass wir mit der modifizierten Waerlandkost einen Weg beschreiten, auf dem wir die größten Schwächen des klassischen Waerlandsystems ausmerzen, auf dem wir aber den Einklang wahren mit unseren eigenen Bedürfnissen, mit der regionalen Landwirtschaft, mit den Jahreszeiten und mit unseren Mitmenschen, mit denen wir uns ja hin und wieder wohl oder übel an einen Tisch setzen. Diesen Einklang, diese Harmonie kann man sicherlich bei manchen Rohköstlern vermissen. Die Früchte-Rohkost ist die himmlische Ernährung und ohne Frage das Höchste. Doch wenn die himmlische Ernährung bewirkt, dass wir „abheben", dass wir überdreht sind oder sogar überheblich, kann es dann nicht eventuell besser sein, sich ein wenig zu „erden" durch Wurzelgemüse und Kartoffeln, durch Nudeln und Brot, durch Zwiebeln und Pflanzenöl? Die hundertprozentige Früchte-Rohkost kann zwar für manche die gesuchte Antwort auf die Ernährungsfrage sein, aber nicht für alle. Im Grunde genommen steht diese gemäßigte Rohkosternährung sogar im Einklang mit den Lehren Professor Arnold Ehrets, auf den sich doch so viele Rohköstler berufen:

„Rohes Obst und, wenn man es wünscht, rohe Salate und Gemüse, bilden die ideale Nahrung des Menschen. Das ist schleimfreie Kost! Die schleimfreie Kost als Heilmittel nimmt rohes Gemüse wegen seiner reinigenden Eigenschaften, gebackenes als Nahrung und gebackenes und gedämpftes Obst als weniger aggressives Lösemittel für Gifte und Schleim, um in ernsten Fällen die Ausscheidung zu mäßigen. Dies ist einer der wichtigsten Grundsätze des Verfahrens, ein Punkt, den der Befürworter von roher Nahrung vollkommen übersieht. Rohe Kartoffeln, rohes Getreide und Erbsen zu essen, ist meiner Meinung nach falsch und schlimmer, als sorgfältig gebackene zu verzehren, was bedeutet, daß die Stärke zumindest teilweise zu verdaulichem Gluten und zu Traubenzucker umgewandelt wird.“ [28]

In diesem Sinne soll hier die modifizierte Waerlandkost als Alternative angeboten werden. Wenn es auch nicht das Vollkommene ist, so bietet sie doch gegenüber der Gutbürgerlichen Küche ungeheure gesundheitliche Vorteile, die sich aus einer Reihe von Einschränkungen ergeben, die zu leisten den Meisten schwer genug fallen dürfte: Ohne Fleisch, Fisch und Ei, ohne Alkohol, Tabak, Kaffee, Zucker und andere Genussgifte, ohne Medikamente. Hinzu kommt der Verzicht auf Milchprodukte und die Verringerung des Getreideverzehrs.

Zu der Kostanpassung für Asthmakranke schreibt Ebba Waerland: „Sie sind aber empfindlicher gegen Milch und Milchprodukte, denn frische Milch (nicht saure Milch) und Milchprodukte sind schleimbildend.“ [4]
Zu der Kostanpassung für Rheumakranke schreibt Ebba Waerland: „Verboten: Zunächst jegliches Obst (später ist auch nur süßes Obst erlaubt), Zerealien...“ [4]

Die verschiedenen Kostanpassungen bei verschiedenen Krankheiten offenbaren präzise die Schwächen der Waerland-Normalkost. Wenn eine Ernährungskomponente die Heilung bei einer Krankheit verhindert, heißt das nicht letztendlich, dass sie langfristig eben diese Krankheit hervorruft? Dennoch ist es sehr theoretisch zu sagen, bei einem wirklich konsequenten Ernährungssystem wären Normalkost und Heilkost eins. Denn wenn sich doch ein Kind anders ernährt als ein Erwachsener, ein Schwerarbeiter anders als ein Büromensch, ein Gebirgsbewohner anders als ein Flachländer, dann hat doch auch ein Kranker andere Bedürfnisse als ein Gesunder. Dem muss natürlich Rechnung getragen werden. Dennoch sind die Kostanpassungen im Waerlandsystem sehr aufschlussreich bezüglich der Waerland-Normalkost. Sie empfehlen vor allem die Einschränkung bzw. den Verzicht auf Milch und Getreide. Hier zeigt sich, dass die Einsicht über den bedingten Gesundheitswert dieser Lebensmittel bereits im Waerlandsystem selber angelegt ist. „...Das heißt, er (jeder Mensch in hohem Alter) muß, auch als Waerlandist, zurückhaltend sein mit Milch, Butter, Käse, Getreidekost und Hülsenfrüchten..." Are Waerland [6]

„Die Zerealien sind keine vollwertigen Nahrungsstoffe. Eigentlich sind das nur die Blattgemüse. Nur sie enthalten alle Stoffe, die der menschliche Körper braucht; aber dafür sind sie arm an Kalorien. Außerdem haben Zerealien einen Säureüberschuß. Es fehlen ihnen mehrere Vitamine und andere Stoffe, die für den Körper wichtig sind. Aber die meisten dieser Stoffe haben wir in den Wurzelgemüsen in ausreichender Menge. Da die Rohkostmahlzeit auch einen starken Basenüberschuß hat, ist der Ausgleich zu der säureüberschüssigen Getreidemahlzeit hergestellt, wenn man mit diesen beiden Mahlzeiten abwechselt."
Are Waerland [6]

Um den nachteiligen Folgen des Konsums von Milch und erhitztem Getreide zuvorzukommen, empfiehlt es sich also, ihn immer mehr zu verringern, ehe die Krankheiten ausbrechen. In einer Kostanpassung und Einschränkung irrt jedoch das Waerlandsystem: beim Obst. Diese Haltung beruht auf einer grundsätzlichen Skepsis gegenüber Früchten, die von folgender Anschauung ausgeht: „Jetzt sind wir in der Lage zu erkennen, welche Nahrung unsere Verdauungsorgane aufgebaut hat und folglich, für welche Nahrung diese Organe von der Natur bestimmt sind. Es ist genau dieselbe Nahrung, von der sich die Primaten, die Herrentiere der Schöpfung, die menschenähnlichen Affen, von Urzeiten her ernährt haben und heute noch in ihrem wilden Zustande, in ihrem eigentlichen Lebensmilieu, ernähren. Diese Nahrung war keineswegs, wie so viele Menschen sich einbilden, Obst, sondern hauptsächlich Sprößlinge, Knospen, Samen, grüne Blätter und Wurzelgewächse. Wir haben schon über die wundervolle Nahrung, die in Form der grünen Blätter das ganze Jahr über dem Affen zugänglich war, in dem Kapitel „Das große Lebensprinzip" geschrieben. Obst hält sich, vor allem in den Tropen, immer nur kurze Zeit und verwest sehr rasch, wenn es auf den Boden fällt. Kein Affenstamm konnte darum bisher auf die Idee verfallen, Obst zu lagern was sich durch das schnelle Verderben ja von selbst verbietet." Are Waerland [6]

Jeder aufgeschlossene Beobachter kann jedoch leicht feststellen, dass frische Früchte, sobald sie verfügbar sind, für unsere Verwandten nicht nur eine beliebte, sondern sogar die bevorzugte Kost darstellen, ob in Gefangenschaft oder in der Wildnis. Der Vorbehalt gegenüber dem Obst sollte sich also, wie unter „Der bioklimatische Aspekt" beschrieben, nicht grundsätzlich auf alle Früchte beziehen, sondern nur auf die unreif geernteten. Um der Wahrheit die Ehre zu geben, sind heutzutage jedoch im Handel fast nur noch unreif geerntete Früchte zu erhalten. Dies ist natürlich umso eher der Fall, desto exotischer die Früchte sind, während das regionale Obst auf den Erzeugermärkten eher noch am Baum ausreifen konnte. Wenn wir uns bemühen, möglichst ausgereifte einheimische Früchte der Saison zu uns zu nehmen, so kann die organische Fruchtsäure alsbald vom Körper umgewandelt werden und die mit aufgenommenen basischen Mineralien entfalten im Körper ihre Wirkung.

Zur Veranschaulichung seien hier die übliche vegetarische Ernährungspyramide, die nach der klassischen Waerlandkost und die nach der modifizierten Waerlandkost gegenübergestellt. Die Lebensmittel, die unten stehen, bilden die Basis, sollen am meisten verzehrt werden, die Dinge, die oben stehen, am wenigsten.

Vegetarische Ernährungspyramide:

Puddings,
Süßwaren

Käse Eier

Öl, Nüsse

Obst G e m ü s e

Getreide Hülsenfrüchte

„Bei den Milchprodukten und Eiern wird unsere Ernährungspyramide schon bedeutend schmaler. Das heißt, auch Ovo-Lakto-VegetarierInnen sollten beides nur in Maßen zu sich nehmen.“ [56]

Lacto-vegetarische Ernährungspyramide gemäß der klassischen Waerlandkost:

Zucker
(zu Kompott),
Gewürze wie Zimt,
Fenchel, Kümmel...

O b s t

P f l a n z l i c h e Ö l e

gekochte Kartoffeln Rohgemüse

G e t r e i d e M i l c h p r o d u k t e

Vegane Ernährungspyramide gemäß der modifizierten Waerlandkost:

Gewürze
wie Brühwürze,
Zimt, Fenchel, Kümmel

Pflanzliche Öle und Sauerkrautsaft
(oder Brottrunk)

Nüsse und Samen

erhitztes Getreide und Gemüse, erhitzte Kartoffeln

rohes Obst rohes Gemüse

Betrachten wir unter diesen Aspekten einen „Waerland-Gesundheitstag“ [41]:
Als Morgengetränk empfiehlt Waerland sein „Excelsior“: Kartoffelkochwasser vom Vortag, möglichst auch mit Mohrrüben und anderem Gemüse gekocht, über Nacht mit Leinsamen und Weizenkleie stehen gelassen. Gegen dieses Morgengetränk ist nichts zu sagen, zumal einem im Bewusstsein der vielen basischen Mineralien das Wegschütten des Kartoffel-Kochwassers als Verschwendung vorkommen muss. Allerdings gibt es eins, das, wenn man die Wahl hat, immer vorzuziehen ist: Frischgepresste Obst und Gemüsesäfte. Ein frischgepresster Mischsaft aus Äpfeln und Möhren, wenn man will auch mit einem Anteil aus rohen Kartoffeln, hat gegenüber dem gepriesenen „Excelsior“ einen sehr viel höheren Gehalt an lebendigen Vitaminen und Enzymen.

Zum Frühstück empfiehlt Waerland frisches, reifes Obst mit Dickmilch oder Buttermilch und etwas Kleie oder Leinsamen.
Möchte man das Frühstück nicht ganz ausfallen lassen, um die nächtliche Reinigungsphase bis zum Mittag zu verlängern, so genügt frisches, reifes Obst. Da es sich dabei um ein vollkommenes Lebensmittel handelt, bedarf es keiner weiteren Zusätze. Als Geschmacks und Energieanreicherung kann man jedoch nach Belieben eingeweichte Trockenfrüchte hinzunehmen und sie kleingeschnitten oder im Mixer unter das frische Obst mischen. Eine solche Mischung wirkt natürlich besonders verdauungsanregend.

Die Mittagsmahlzeit nach Waerland (Mittag und Abendessen sind im Waerlandsystem austauschbar) besteht aus der Fünf-Korn-Kruska: Je ein Esslöffel von fünf Getreidearten sollen frisch gemahlen und mit Weizenkleie und Rosinen bzw. Orangenschalen gekocht und genügend lange quellen gelassen werden. Die Kruska soll dann zusammen mit süßer Milch und einem selbstgemachten Obstkompott verzehrt werden.
Dieser Aufwand, der hier betrieben wird, ist natürlich vollkommen unverhältnismäßig, wenn man das Getreide nicht als Mineral und Vitalstofflieferant, sondern lediglich als Energie und Wärmelieferant ansieht. Aus diesem Grunde ist es vollkommen ausreichend, wenn man Nudeln oder Reis nimmt.

In einem „Kostzettel für Rheumatiker" schreibt Ebba Waerland:
„Der erste Vollkornbrei, der erlaubt ist, ist Buchweizenbrei, da Buchweizen am wenigsten säurebildend unter den Getreidearten ist." [59]
Warum soll sich nicht auch ein Gesunder dieses Wissen über die Eigenschaften des Buchweizens (kein Getreide, sondern ein Knöterichgewächs) zunutze machen? Ebenso ist die Hirse zu empfehlen. Vollkornprodukte sind natürlich unbedingt vorzuziehen. Aber der Schlüssel zum gesunden basischen Stoffwechsel-Milieu liegt

nicht in den Vollkornprodukten, sondern in der Reduzierung des Getreides in der Ernährung. So sollte es zum einen in der modifizierten Waerlandkost weniger Getreidemahlzeiten geben und zum anderen sollte das Getreide mit viel Gemüse gekocht werden. Die Kombination von Getreide mit Obstkompott ist physiologisch nicht nachvollziehbar. Sie führt, wie Helmut Wandmaker beschreibt [29], zur alkoholischen Gärung im Verdauungstrakt. Zudem ist Obst ein vollkommenes Lebensmittel und bedarf keiner Erhitzung und keines Zusatzes von Zucker. Das Gemüse, das direkt mit dem Getreide zusammen gekocht wird, bewirkt *in der gleichen* Mahlzeit bereits einen basischen Ausgleich und nicht erst, wie von Waerland empfohlen, durch die Rohgemüsemahlzeit am Abend. Allerdings plädiere ich dafür, keine Mahlzeit ohne einen Rohkostanteil zu sich zu nehmen. So kann man vorher einen Salat verzehren, der den Körper mit lebendigen Enzymen versorgt.

Allerdings hat sich ja Waerland ausdrücklich von den Vegetariern, die gekochtes Gemüse essen, distanziert und den Wert von Rohgemüse hervorgehoben. Will man sich also strenger an Waerland anlehnen, so verzehrt man das Gemüse nur noch roh und bleibt bei den von ihm empfohlenen süßen Getreidespeisen, also mit Trockenfrüchten zusammen gekocht. Anstatt ein mit Zucker gesüßtes Kompott zu nehmen, kann man noch einen oder mehrere frische Äpfel hinein schneiden. Wenn man dann statt den glutenhaltigen Getreidesorten Weizen, Hafer, Roggen und Gerste, lieber die glutenfreien und basischen Hirse und Buchweizen nimmt und die Getreidespeisen reduziert, umgeht man bereits zum Teil die negativen Wirkungen der Getreidekochkost.

Um die Getreide-Mahlzeiten zu reduzieren, gibt es zwei Möglichkeiten:
Die erste Möglichkeit ist, bis zum Abend nur Obst zu essen und dann am Abend vorzugsweise die Kartoffel-Rohgemüse-Mahlzeit

(wird gleich beschrieben) zu sich zu nehmen. Aus eigener Erfahrung kann ich sagen, dass durch ein allmähliches Reduzieren der „konzentrierten Nahrung“ am Mittag diese Umstellung leicht zu erreichen ist. Es ist für mich mittlerweile völlig natürlich geworden, an Arbeitstagen in der Firma mittags nur Obst (bzw. Obst mit ein wenig Rohgemüse) zu essen. Man erspart sich dadurch die Mittagsmüdigkeit nach einer warmen Mahlzeit und kann in der Arbeitswoche frisch und unbeschwert weiterarbeiten. Am Wochenende, mit der Möglichkeit zum Mittagsschlaf, kann man natürlich mittags auch wieder etwas Warmes essen.
Die zweite Möglichkeit ist, mittags eine „Rohkost-Kruska“ zu sich zu nehmen.
„Um die Abhängigkeit von erhitzter Stärke zu überwinden, kann man zu getrockneter Stärkenahrung übergehen. Jeder kleine Schritt bringt dich voran. Eine andere gute Möglichkeit ist die Kombination von süßen Früchten und Fetten in einer Mahlzeit. Zum Beispiel kann man Orangen zusammen mit Avocados essen oder Äpfel mit Nüssen. Dies fördert die langsame Freisetzung von Zucker aus der Aufspaltung komplexer Kohlenhydrate in der Verdauung.“ David Wolfe [27]

Die Kombination von Äpfeln mit Nüssen war für mich gemäß der Regel, Obst immer nur allein für sich zu essen, absolut tabu (Wandmaker [29]/Diamonds [36]/“Natural Hygiene“, Gesundheitsbewegung in den USA). Jedoch haben die Worte David Wolfes mich ermutigt, diese Schwelle zu überschreiten und nun glaube ich, der Versuch wird jeden überzeugen:
Man nehme etwa 3-4 Äpfel mit einer halben Tasse Mandeln oder Nüssen und muse das zusammen durch den Entsafter (alternativ durch den Wolf drehen oder in einem soliden Mixer mixen, der auch Nüsse verarbeiten kann). Nach Belieben kann man auch noch anderes Obst bzw. Trockenfrüchte hinzufügen. Fertig ist die „Rohkost-Kruska“. Sie schmeckt paradiesisch und sättigt langanhaltend.

Sie ist daher tatsächlich eine große Hilfe, die erhitzte Stärke in der Ernährung mehr und mehr zu reduzieren. Zudem verursacht sie auch keine Mittagsmüdigkeit und ist viel schneller hergestellt als die WaerlandKruska. Man muss nur darauf achten, sich wegen der Nüsse damit nicht zu überessen (auch Nüsse können übersäuernd wirken). Morgens zubereitet und mit zur Arbeit genommen, ist das eine wahre „Kraftbombe", um über den Tag zu kommen.

Zwischen den Mahlzeiten ist es wichtig, auf ausreichende Flüssigkeitszufuhr zu achten. Dabei sollten im Sinne Waerlands natürlich Kaffee, Cola und Limonadengetränke gemieden werden. Zu empfehlen sind stilles Wasser, Kräutertees und verdünnte Fruchtsäfte (wenn nicht selbstgepresste Säfte, so doch möglichst nicht aus Konzentrat; bei gekauften Säften auf das Wort „Direktsaft" achten).

Zur Abendmahlzeit empfiehlt Waerland eine Rohkostplatte mit gekochten Pellkartoffeln in der Schale, mit Quark, Buttermilch oder schwedischer Langmilch und mit Käsebroten.
Die Milchprodukte lassen wir weg und machen stattdessen die Rohkost mit Pflanzenöl und Sauerkrautsaft an. Zu der Rohkostplatte können gehören: Blattsalate, Gurken, Tomaten, gemuste oder geraspelte Kohlarten wie Grünkohl oder Weißkohl, Wurzelgemüse wie Möhren, Sellerie, Rote Bete und Rettich. Feingeschnittene Zwiebeln, in Öl eingelegt, kann man über die Kartoffeln geben. Dazu Vollkornbrot anstatt mit Butter und Käse mit pflanzlichem Aufstrich, den man entweder selbst herstellt (siehe unter Kap. 16./Der Entsafter) oder aus dem Naturkostladen oder Reformhaus bezieht.
Die regelmäßige Rohkost-Mahlzeit mit gekochten Pellkartoffeln und eine paar Scheiben Vollkornbrot und die gelegentlichen Getreidemahlzeiten sind nun die „Sündenfälle" gegenüber der reinen Früchte-Rohkost. Ich denke aber, dass sie gesundheitlich zu

verantworten sind und dazu beitragen können, dass wir unseren Gesundheitsweg nicht als Quelle der Entbehrung, sondern der Lebensfreude empfinden.

Diese modifizierte Waerlandkost können wir, je nach Zielsetzung, als Dauerlösung oder als Übergang zur hundertprozentigen Rohkost ansehen. Oder wir praktizieren sie jahreszeitengemäß in der kälteren Jahreszeit, während wir in der heißen Jahreszeit zur hundertprozentigen Rohkost übergehen. Diese Lebensweise bewahrt uns davor, uns nur aus dem Kopf heraus eine Ernährungsform aufzuzwingen und führt uns dazu, im Einklang mit den Impulsen des Körpers, den sozialen Aspekten und den bioklimatischen Richtlinien zu leben. Wenn wir zudem noch die weiteren Komponenten des Waerlandsystems berücksichtigen lockere Kleidung aus natürlichen Materialien, Schlafen bei geöffnetem Fenster, Abhärtung, Trockenbürsten der Haut und viel Bewegung so können wir wie die Hunzas bis ins hohe Alter eine erstaunliche Gesundheit genießen.

18. Die dritte Lebensstufe

„Der von der Natur aus zähe Mensch hält das ‚falsche Leben' unglaublich lange durch.
Dennoch erreicht er nur die 3,5fache Lebenserwartung, wenn wir seine Entwicklung bis zur Reife zugrunde legen, also 21 Jahre mal 3,5 = rund 74 Jahre! Das in der Wildnatur lebende Tier erreicht auch heute noch, trotz der riesigen Umweltverschmutzung, das 67fache der Reifezeit! Das Wildpferd lebt von dem einfachen, einseitigen Gras doppelt so lange wie sein ‚zivilisierter' Bruder mit Hafer und Einsperrung in einem Stall.
Würde also der Mensch über Generationen artgemäß nach dem Naturgesetz leben, dann würde er 67 x 21 Jahre, also 120 bis 140 Jahre alt werden." Helmut Wandmaker [29]

Ein Buch über Medizin gegen das Altern [54] stellt die Frage: „Wer möchte gerne 150 Jahre alt werden?"

Möchten wir 150 Jahre alt werden,

- wenn wir in unseren letzten Lebensjahrzehnten pflegebedürftig sind?
- wenn wir an den Rollstuhl oder gar ans Bett gefesselt sind?
- wenn wir einen künstlichen Darmausgang haben und uns keine Speisen mehr schmecken?
- wenn wir weder unsere Hobbys pflegen noch schöne Reisen unternehmen können?
- wenn wir anstatt von Jüngeren umgeben zu sein, die an unseren Lippen hängen, um von unserem Erfahrungsschatz zu profitieren, in einem Altenheim von vielen Verwirrten umgeben sind, die sinnloses Zeug reden?

Wohl kaum. In den Jahren, in denen ich als Pfleger im Altenheim und in der ambulanten Altenpflege arbeitete, sind mir immer wieder Menschen begegnet, die lieber schon längst tot sein wollten, als so zu leben. Das Erschreckende daran ist, dass diese Aussichten auf die persönliche Zukunft im Alter keine Ausnahmeerscheinungen sind, sondern dass das aufgrund der ungesunden Lebensweise in unserer Zivilisation immer mehr zum Normalfall wird. Das ist zu einer Belastung für die Gesellschaft geworden, die von den Pflegekassen und den Pflegenden nur mit äußerster Mühe getragen werden kann. Dabei ist schon jetzt abzusehen, dass sich die Entwicklung noch erheblich verschlechtern wird:
„Volk im Pflegebett. Die Pflegebedürftigkeit nimmt dramatisch zu. ... Die demographische Entwicklung begründet die Annahme, daß die Zahl Pflegebedürftiger deutlich zunehmen wird. Mit Hilfe des DIW-Bevölkerungsmodells (DIW = Deutsches Institut für Wirtschaftsforschung) und unter der Annahme konstanter Pflegefallwahrscheinlichkeiten haben die Autoren (Dr. Erika Schulz, Prof. Dr. Reiner Leidl, Dr. Hans-Helmut König) Größenordnung und Struktur der Pflegefälle vorausberechnet. Danach ist davon auszugehen, daß im Jahr 2020 rund 1 Million mehr pflegebedürftige Menschen in Deutschland leben werden als heute eine Zunahme um mehr als 50 %. 2050 wird die Zahl mit 4,7 Millionen sogar das 2,5fache des heutigen Stands erreichen. Da zugleich die Zahl der Schwer und Schwerstpflegebedürftigen stärker steigen wird, als die der ‚erheblich Pflegebedürftigen', wird sich der Grad der durchschnittlichen Pflegebedürftigkeit erhöhen, mit der Folge, daß die Nachfrage nach stationären Pflegediensten stärker zunimmt als nach ambulanter Betreuung. Der Versorgungs- und Betreuungsbedarf wächst damit überproportional zur Zahl der Pflegefälle.
Diese voraussehbare, auf der demographischen Alterung beruhende Entwicklung gibt insbesondere in Hinsicht auf die finanziellen Folgen für die sozialen Sicherungssysteme Anlaß zur Sorge. Sicher ist schon heute, daß der gegenwärtig 1,7% betragende Beitragssatz

der Pflegeversicherung keinen Bestand haben wird.“ [60]

Diese erdrückende Lage und diese niederschmetternden Aussichten sollten Ministerien, Krankenkassen und Ärzte veranlassen, sich ab sofort für die Verbreitung einer gesunden Lebensweise einzusetzen. Deren Ziel ist es nicht unbedingt, das Leben zu verlängern. Wie wir heutzutage sehen, kann die gesteigerte Lebenserwartung zu erheblichen Problemen führen, wenn sie nicht mit einer gesteigerten Gesundheit in Verbindung steht. Die längere Lebenserwartung kann ein Nebeneffekt sein. Aber das Ziel der gesunden Lebensweise mit den hier geschilderten vier Säulen der Gesundheit ist es, jegliche Pflegebedürftigkeit zu vermeiden und bis zu seinem Lebensende das Leben voll ausschöpfen und genießen zu können, getreu dem Motto:

Nicht dem Leben mehr Jahre geben,
sondern den Jahren mehr Leben!

„Im Gegensatz zu einer oft gehörten Fehlinterpretation ist der Zweck der ‚Medizin gegen das Altern‘ nicht, das Leben zu verlängern, um längere Zeit als ältere Person zu leben, sondern den Eintritt des Alterns hinauszuschieben und jedermann eine größere Anzahl jener gesunden mittleren Jahre zu geben. Wer möchte nicht mit 75 so fit und vital sein, wie er oder sie es mit 45 waren?“ [54]

Ich würde es anders formulieren: Es geht auch nicht darum, die dritte Lebensstufe hinauszuschieben und die mittlere Lebensstufe zu verlängern. Sondern es geht darum, die dritte Lebensstufe, die ja auch ihre Berechtigung hat, komplett umzudeuten. Im Bewusstsein unserer heutigen Gesellschaft heißen unsere drei Lebensstufen:

Kindheit und Jugend,
Mittleres Alter
und: Verfall.

Ich habe das immer wieder im Altenheim erlebt, dass das Pflegepersonal und die Angehörigen genau die schädlichen Lebensgewohnheiten pflegten, deren furchtbare Folgen sie täglich vor Augen hatten. Einfach deshalb, weil sie die Verfallserscheinungen mit den Lebensgewohnheiten nicht in Verbindung brachten. Das Alter wäre eben angeblich von Natur aus mit Krankheit und Siechtum verbunden, die dritte Lebensstufe des Menschen wäre nun mal eben der Verfall, da könne man nichts machen!

„Anders das ‚Modell Hunza'. Auch hier gilt die übliche Dreiteilung, aber in der oben bezeichneten charakteristischen Ausprägung: Auf Jugend und frühes Erwachsenendasein folgen die *reichen* Jahre. Was man einst säte, wofür man lange arbeitete und sich regte, kommt nun zur Ernte. Das Alter mit seiner Abgeklärtheit, Toleranz und Urteilssicherheit wird erstrebt, geachtet, ist gewissermaßen ein Reifegrad, eine Entwicklungsstufe vollkommenen Menschseins. Kein Mensch käme bei den Hunzas auf die Idee, ‚sich zur Ruhe zu setzen'. Dies würde man so empfinden, als kappte man einer kräftigen, sprossenden Pflanze kurzerhand die Wurzeln. Für die Mitmenschen wie den Betroffenen selbst wäre dies ein schlechtes Geschäft. ‚Das Nichtstun im sogenannten Altersruhestand', heißt es bei den Hunzas, ‚ist eine viel ärgere Bedrohung des Lebens als die Arbeit'." [20]

Die drei Stufen des Lebens lauten hier:

Kindheit und Jugend
Mittleres Alter
Reiche Jahre

So sollte es nicht das Ziel sein, die zweite Lebensstufe so weit wie möglich auszudehnen. Diese Auffassung entspricht dem Jugendwahn unserer heutigen Zeit, wonach das Alter unattraktiv und wertlos ist. Sondern es soll das Ziel sein, die dritte Lebensstufe komplett umzudeuten: von der Stufe des Verfalls zur Stufe der höchsten Entwicklung im Leben des Menschen. Aus einer spirituellen Sichtweise heraus kann es sogar gerade umgekehrt das Ziel sein, die zweite Lebensstufe möglichst schnell hinter sich zu lassen, um sich in der dritten Lebensstufe zu entfalten. Denn nach der Stufe der Kindheit und der Jugend beinhaltet die mittlere Stufe den Aufbau und die äußeren Erfahrungen. Die mittlere Stufe ist die Stufe der geschlechtlichen Aktivität, der Familiengründung, des beruflichen Aufstiegs, auch der Gemeinschaftssuche. Es ist die Stufe der äußeren Erfahrungen, während die dritte Lebensstufe vielleicht mehr als die Stufe der inneren Erfahrungen zu bezeichnen ist. In der mittleren Stufe kümmert man sich um die Befriedigung der eigenen Bedürfnisse und die seiner Familie, während man in der dritten Lebensstufe immer mehr in das Dienen findet, in einen großen universellen Dienst an der Gemeinschaft.
Nicht das Nehmen führt zur Erfüllung, sondern das Geben. Wir erkennen in unserer Gesellschaft, dass die gut gemeinte Auffassung, in der dritten Lebensstufe habe man genug gegeben, nun brauche man nur noch zu nehmen und das Leben zu genießen, bloß in das Elend führt. Die wahre Erfüllung der dritten Lebensstufe und die Überwindung der gefürchteten Einsamkeit liegt jedoch im Geben.

Neben dieser spirituellen Umorientierung und Erneuerung bedarf es für die Lösung des Pflegeproblems und für ein erfülltes Alter der gesunden Lebensweise, wie hier in den vier Säulen der Gesundheit dargelegt.
„Der Gesundheit Raum geben = die Krankheit bannen.“
Die Hunzas „…sorgten in einer Weise für sich und ihr Wohlerge-

hen, die zum Vorbild für die alte Welt werden könnte. Und zwar durch:

- mäßige, hochwertige Ernährung (...)
- einen entspannten, meditativ geleiteten und geprägten Alltag (...)
- körperliche Regsamkeit (...)
- Vermeidung von Überreizungen jeder Art.
- das Fasten (wie es zum Ende des Winters ja auch bei uns einst guter Brauch war).

Dabei soll nicht völlig auf Nahrung verzichtet werden. Es gilt vielmehr, die Verdauungsorgane zu entlasten und notwendige Entschlackungsvorgänge zu stimulieren.

Um wieviel leichter dürfte uns eine solche nicht nur gesunde, sondern auch bereichernde und beglückende Lebenspraxis fallen, bei insgesamt gesicherten, weniger aufreibenden materiellen Bedingungen der Existenzsicherung?!“ [20]

19. Der geistige Vegetarier

In vielen Ernährungslehren ist die These vertreten, dass es ein wichtiger Faktor für eine höhere Lebenserwartung sei, einfach weniger zu essen.

1/4 für deinen Körper,
3/4 für deinen Doktor!

„Diesen Ausspruch machten alte chinesische Ärzte, daß schon 1/4 der Nahrungsmenge, die Du ißt, für die Ernährung Deines Körpers ausreicht. 3/4 mußt Du ausgeben für den ‚zweifelhaften' Erhalt der durch das Überessen verlorengegangenen Gesundheit. Das heißt, Du ‚fütterst' mit der völlig überflüssigen Menge die Medizin und Pharmaindustrie!
Fast alle 100jährigen sagen aus, daß sie immer wenig gegessen haben und viel arbeiten mußten. Ein klassisches Beispiel, daß man mit einem Minimum an Nahrungsstoffen sehr alt werden kann, ist die bekannte Geschichte des Italieners Luigo Cornaro (1466-1568). Cornaro aß nur zwei Mahlzeiten pro Tag zu je 180g = 360g tägliche Gesamtmenge. Mit 85 wurde er zum erstenmal krank. Seine Angehörigen sagten: ‚Luigo, Du bist jetzt 85. Es wird endlich Zeit, daß Du „ordentlich" ißt!' So erhöhte Luigo die Menge auf 420g täglich. Dadurch wurde er aber erst richtig krank. Er dachte wirklich, er müßte sterben. Er wurde schwach, erkältete sich und bekam Fieber.
Luigo ging wieder auf 360g zurück, erstarkte und lebte dann, bei dieser Minidiät, noch von 85 bis 102 Jahre. Dabei war seine Kost beileibe keine Rohkost, sondern zumeist Kochkost!" Helmut Wandmaker [29]

2002 erschien in Deutschland ein Buch mit dem Titel *Wir fressen uns zu Tode* von der russischen Ärztin Galina Schatalova [7]. Darin vertritt sie die Auffassung, dass eine kalorienreduzierte Kost wesentlich zur Lebensverlängerung beiträgt. Um den Erfolg ihrer Theorien zu beweisen, unternahm sie 1990, mit über 70 Jahren, einen 500 km weiten Fußmarsch durch die Wüste mit sieben ihrer Patienten bei reduzierter Kalorienaufnahme.

Wenn man nun den Gedanken zu Ende denkt, dass der Mensch umso älter wird, je weniger Kalorien er zu sich nimmt, dann müsste ein Mensch, der gar keine Kalorien mehr zu sich nimmt, Unsterblichkeit erlangen. Genau das behauptet die ehemalige australische Bankkauffrau Jasmuheen in ihrem Buch *Lichtnahrung. Die Nahrungsquelle für das kommende Jahrtausend* [61].
Sie selber ernährt sich seit etwa zehn Jahren nur noch von Prana, von kosmischem Licht und nimmt mit Ausnahmen keine feste Nahrung mehr zu sich (ähnlich wie die genannte Therese von Konnersreuth, die eine geweihte Oblate am Tag zu sich nahm).

Was ist „Prana“? Es ist die Urkraft, die alles durchströmt, je nach Kulturkreis auch Chi oder Licht oder Ätherkraft genannt. Prana ist auch die geistige Lebenskraft in der Luft und in der Nahrung, so dass man sagen kann, dass wir alle uns bereits von Prana ernähren. Ein „Pranier“ jedoch ist jemand, der nicht mehr der festen Nahrung bedarf. Er hat seinen seelischen und körperlichen Leib so sehr verfeinert und durchlichtet, dass er von der kosmischen Energie ganz durchströmt wird.
Jasmuheens angebotenen Umstellungsweg zur Prana-Ernährung, den „21TageProzess“, möchte ich weder empfehlen noch verurteilen. Dazu fehlt mir die Erfahrung am eigenen Leib. Jedoch bin ich überzeugt, dass ich die gewonnenen Erkenntnisse über die Grundprinzipien des Ernährungsweges auch hier anwenden kann:

- Ein und dieselbe Ernährungsform kann für den einen Menschen falsch und für den anderen richtig sein, je nach Entwicklung.

- Um mich auf eine Ernährungsform einzustellen, ist es sehr hilfreich, wenn nicht sogar notwendig, die vorhergehenden Stufen des Ernährungsweges zu durchlaufen.

Die Prana-Ernährung ist wohl mehr als ferne Endstufe einer langen Entwicklung anzusehen, denn als sofortige Alternative für den Normalverbraucher. Deshalb ist es mir unverständlich, wenn ich in Erfahrungsberichten von Absolventen des 21TageProzesses vom Hunger nach Pizza und Käsebrot, von der Lust auf Kartoffelsalat und Bier lese. Wenn man sich weder die Stufe des Veganers noch die des Rohköstlers erarbeitet hat, warum sollte man es dann bereits mit einer noch höheren Stufe probieren? Ergibt das einen Sinn? Sollte man den Mount Everest besteigen, wenn einem noch nicht einmal die Besteigung des Watzmanns gelingt?
Die Vorbereitung durch die gesunde vegetarische und rohköstliche Lebensweise erleichtert ohne Zweifel den Übertritt zur Lichtnahrung. Dabei geht es nicht nur um die Ernährungsumstellung, sondern auch um die geistige Ausrichtung:
„Was ist ein geistiger Vegetarier? Ein geistig ausgerichteter Vegetarier trachtet nicht nur nach einer gesunden Lebensweise, die z.B. auf biologischem Getreide, Obst und Gemüse beruht, sondern er lebt mehr von der Ätherkraft. Ein geistiger Vegetarier ist ein Empfindungsmensch, der von den Ätherkräften, das heißt also von Gott, unserem Herrn, gelenkt und geleitet wird. Er erkennt den waltenden Geist in allen Lebensformen und weiß, daß Er der Ursprung und Erhalter der Seele und auch des physischen Leibes ist. (...)
...Diese Ätherkräfte lindern und heilen auch, bauen Erregungen und unedle Neigungen ab, verwandeln die Sinneslust in Freude am göttlich reinen Leben und lassen den Menschen zum tugendhaften Kind Gottes werden.“ [62]

Als eine weitere wichtige Voraussetzung für den Übertritt zur Lichtnahrung betrachte ich den Übertritt in die dritte Lebensstufe. Wie bereits beschrieben, ist dieser nicht unbedingt an das Alter gebunden, sondern bedeutet die Abkehr von Sexualität und beruflicher Karriere. Wenn ein junger Mensch in ein Kloster eintritt, so ist auch das in gewisser Hinsicht ein Übertritt in die dritte Lebensstufe. Dieser Übertritt bedeutet, nichts mehr von den Reichtümern dieser Welt zu erwarten und den Reichtum im eigenen Inneren zu suchen. Dadurch werden sie zu den „reichen Jahren". Welchen Sinn sollte die Prana-Ernährung ohne diese Abkehr von der Welt haben und wie sollte sie ohne sie zu praktizieren sein?
So wird die Lichtnahrung sicher noch über lange Zeiträume ein Weg der Wenigen sein und ist daher weder für Kinder und ihre Mütter noch für die Bekämpfung des Welthungers zu empfehlen. Warum sollte man für die Bekämpfung des Welthungers eine solche hochstehende Stufe der persönlichen Entwicklung anführen, während er doch durch eine einfache Maßnahme, die vegetarische Lebensweise, bereits wirksam bekämpft werden kann? Die vegetarische Lebensweise ist von jedem innerhalb kürzester Zeit zu erreichen. So bedeutet in meinen Augen, die Lichtnahrung gegen den Welthunger ins Feld zu führen, eine Ablenkung von den wahren Ursachen, die in der Aufrechterhaltung der Massentierhaltung, der Tierausbeutung und natürlich der sozialen Ungerechtigkeit liegen.
Die Lichtnahrung ist ohne Zweifel die höchste Ernährungsform und gehört von daher zu diesem Stufenweg der Ernährung unbedingt dazu, obwohl sie meiner Meinung nach - um es noch einmal zu betonen - nur für ganz Wenige in diesem irdischen Leben geeignet ist. Wenn die hundertprozentige Rohkost der Mount Everest des Ernährungsweges ist, so ist die Lichtnahrung das Fliegen, die Schwerelosigkeit, der Aufstieg ins Weltall. Die Waerlandkost schenkt uns 80 gesunde Jahre, die modifizierte Waerlandkost 100, die Rohkost 120 bis 150 und die Lichtnahrung die Unsterblichkeit.

Um das zu verstehen, muss man von dem „Paradigma des Aufstiegs" wissen, das von Jasmuheen gelehrt wird. Demnach gab und gibt es immer wieder Menschen, die ihren physischen Körper durch ein vergeistigtes Leben so sehr mit dem geistigen Licht durchtränkt haben, dass er mehr und mehr in Lichtsubstanz überging. Somit können sie nach Belieben die Ebenen wechseln und hinterlassen nach ihrem endgültigen Hinübertreten zu den geistigen Ebenen auf der Erde weder eine Leiche noch ein Grab.

Vielleicht hält der ein oder andere diese Lehre für neumodische Esoterik-Spinnerei, doch ist es ein zentrales christliches Glaubensgut. Die Auferstehung und die Himmelfahrt des Jesus von Nazareth ist das bekannteste Beispiel für diesen Weg. Auch hat er bereits zu Zeiten seines irdischen Wirkens seinen Körper weitgehend durchlichtet:
„Und er wurde verklärt vor ihnen, und sein Angesicht leuchtete wie die Sonne, und seine Kleider wurden weiß wie das Licht." (Matthäus, 17.2)
„Er aber sprach zu ihnen: Ich habe eine Speise zu essen, von der ihr nicht wisst." (Johannes, 4.32)
In allem, was er tat, so fantastisch es auch war, wollte er nicht seine Andersartigkeit zu den Menschen betonen, sondern die Potentiale offenbaren, die in jedem Menschen liegen: „Wahrlich, wahrlich, ich sage euch: Wer an mich glaubt, der wird die Werke auch tun, die ich tue, und er wird noch größere als diese tun; denn ich gehe zum Vater." (Johannes, 14.12)

So ist der Aufstieg des Jesus von Nazareth nicht ein einmaliger Vorgang, sondern ein Beispiel, dem wir nacheifern sollen. Ein berühmtes Beispiel aus der Geschichte ist der Graf Saint Germain, der vermutlich um das Jahr 1561 geboren wurde. Er wirkte über mehrere Jahrhunderte bis in das 19. Jahrhundert hinein und wurde in der ganzen Zeit seines umfangreichen öffentlichen Wirkens niemals dabei beobachtet, dass er etwas aß [61].

Doch ist es sicher nicht unsere erste Aufgabe, das Essen einzustellen, sondern sich als geistiger Vegetarier immer mehr auf die innere Kraftquelle auszurichten. Der allmähliche Weg zum Veganer mit hohem Rohkostanteil ist der Gesundheitsweg, der bedenkenlos jedem zu empfehlen ist. Der völlige Übertritt zur Lichtnahrung, zur Lebensweise des „Praniers" kann sich - aber muss sich nicht - aus einer hohen Stufe der geistigseelischen Entwicklung ergeben.

Ob man jetzt das Ziel hat, die Lichtnahrung zu erreichen oder nicht, die Empfehlung lautet in jedem Fall, den Anteil an Pflanzlicher Rohkost stetig zu erhöhen!

20. Die Zukunft dieses Planeten – vom Schlachthaus zum Früchtegarten

Sind wir uns eigentlich dessen bewusst, dass das, was wir uns auf unseren Teller legen, die Landschaft gestaltet, in der wir leben?
Die Fleischernährung macht die Welt zum Schlachthaus. Die Obst- und Gemüse-Ernährung macht die Welt zum Paradies („paradeisos"/griechisch = Garten).
Wo doch Ackerbau und Viehzucht erst nach der Vertreibung aus dem Paradies aufkamen, warum halten wir dann diese Lebensform für so besonders urwüchsig und naturverbunden? Unsere Aufgabe ist es, von Ackerbau und Viehzucht wieder zum Gartenbau zurückzufinden.
„Wenn es ums Schwein geht, hört in Dänemark der Spaß auf. So sehen das nicht nur die Bauern mit Blick auf ihre wichtigste Einkommensquelle, sondern auch immer mehr Normalbürger, die in der Nachbarschaft von Schweinefarmen oder in der Nähe frisch gedüngter Felder leben. Sie halten den Jauchegestank nicht mehr aus. Weil sich die derzeit 23 Millionen jährlich im Königreich geschlachteten Borstentiere im Vergleich zu den 5,5 Millionen Bürgern längst in der Überzahl befinden, gibt es nun einen „Landesverband der Jaucheopfer". Verbandssprecher Kurt Petersen erklärt: 'Wegen der ständig zunehmenden Schweinezucht ist es für uns in den vergangenen Jahren mit der Lebensqualität steil bergab gegangen. Dasselbe gilt für den Verkaufswert unserer Häuser.'" [63]

Dabei stellt die Jaucheflut nicht nur eine Beleidigung für die Nase dar, sondern auch wegen der Ammoniakdämpfe eine ernst zu nehmende Gesundheitsgefahr. Hinzu kommt die enorme Schadstoffbelastung der Böden und der Gewässer. Davon, dass sich der „Landesverband der Jaucheopfer" für die naheliegendste, einfachste und letztlich einzige Lösung einsetzt, den Vegetarismus, ist in dem Artikel nichts zu finden.

Deshalb noch einmal meine Frage: Sind wir uns eigentlich dessen bewusst, dass das, was wir auf unseren Teller legen, die Landschaft gestaltet, in der wir leben?
Möchten wir inmitten von Massentierhaltungen, jaucheüberdüngter Monokulturen und bestialischen Schlachthäusern leben? Oder möchten wir inmitten von herrlichen, friedlichen Früchtegärten leben? Wo sich gerne die Wildtiere aufhalten, die immer mehr zu uns Vertrauen fassen, weil sie von uns nichts mehr zu befürchten haben? Das, was wir zu unseren Mahlzeiten auf unsere Teller legen, entscheidet es!

Und wie sollte nicht unsere Nahrung und die Landschaft, die uns umgibt, auch einen Einfluss auf unser Gemütsleben haben? Wenn wir die Einheit verloren haben mit den wahren Bedürfnissen unseres Körpers, mit den Kräften der Natur und mit der Tierwelt führt das nicht auch dazu, dass wir mehr und mehr die Einheit mit unseren Mitmenschen verlieren? In einer Welt der Schlachthäuser nehmen Hass, Streit, Verbrechen, Morde und schließlich auch Kriege zu.

„Solange es Schlachthäuser gibt, wird es auch Schlachtfelder geben.“

Leo Tolstoi

Alle Kriegsherren kämpfen im Namen ihrer Religion. Dabei wird vergessen, dass der Inhalt jeder Religion die Rückverbindung mit der großen Einheit ist (lat. religio = Rückverbindung). Gott ist die Einheit und da Gott in der gesamten Schöpfung ist, bedeutet die Einheit mit Gott die Einheit mit der gesamten Schöpfung. Die Einheit mit dem eigenen Körper bedeutet, dessen wahre Bedürfnisse zu erkennen; die Einheit mit den Kräften der Natur bedeutet, sie nicht auszubeuten und zu verschmutzen, sondern sie zu hegen

und zu pflegen; die Einheit mit den Tieren bedeutet, nicht mehr bloß ihren Nutzwert zu sehen, sondern sie als jüngere Geschwister des Menschen zu betrachten; und die Einheit mit den Menschen bedeutet, alle Menschen als Zellen am Leibe Gottes zu betrachten, so dass der Schmerz des anderen der eigene Schmerz und das Wohl des anderen das eigene Wohl ist. So lehrt uns die Goldene Regel aus der Bergpredigt:
„Was du nicht willst, das man dir tu, das füg auch keinem andern zu.“ und „Alles, was ihr wollt, das euch die Leute tun sollen, das tut ihr ihnen zuerst.“

So ist auch der dritte dinotopische Lehrsatz zu verstehen: „Waffen sind Feinde, selbst für ihre Besitzer“.
Jeder, der eine Waffe oder auch nur die Faust gegen seine Mitmenschen erhebt, verstößt gegen die wahre Essenz seiner Religion. Denn er verstößt gegen die Bruderschaft aller Menschen als Kinder des einen Gottes. Aber die Lebensweise der Einheit ist eine Grundhaltung: Sie umfasst alle Lebensbereiche. Unsere politische Haltung wird davon ebenso betroffen wie das, was wir uns zu unserer Mahlzeit auf den Teller legen. Eines befruchtet das andere. Eine Welt der Früchtegärten, wo die Menschen nicht mehr lernen müssen, gewalttätig gegen Tiere zu sein, um leben zu können, wo wesentlich weniger Boden und Energie für die Ernährung des Menschen eingesetzt werden muss und Boden für Alle in Fülle zur Verfügung steht, wo der Hunger mehr und mehr einer dunklen Vergangenheit angehört, wo die Menschen kraft einer strahlenden Gesundheit erhabene Gedanken fassen, wird auch eine Welt des Friedens sein.
Möge die Geschichte von Hänschen Apfelkern, der auf dem Weg seines Lebens blühende Gärten und Alleen und gesunde, fröhliche Menschen stiftet, bald, bald Wirklichkeit werden...

Literaturverzeichnis:

1) *Hänschen Apfelkern* Kleine Märchen und Geschichten zum Erzählen und Spielen/gesammelt und bearbeitet von Bronja Zahlingen, Verlag Freies Geistesleben, Stuttgart, 7. Auflage, 1995

2) *Das neue grosse farbige Lexikon*, Bassermann, Niedernhausen/ Taunus, 1988

3) Ralph Bircher, in einem Brief an Rudolf Meyer, 1990 (www.vegetarierbund.de)

4) Ebba Waerland: *So heilt Waerlandkost*, Humata, Bern, 11. Auflage

5) Jochen Schmidt, *Goethes Faust*, Beck, München, 2001

6) Are Waerland, Hauptwerk II, *Der Weg zu einer neuen Menschheit,* Humata, Bern, 5. Auflage

7) Galina Schatalova: *Wir fressen uns zu Tode. Das revolutionäre Konzept einer russischen Ärztin für ein langes Leben bei optimaler Gesundheit,* aus dem Russischen, Goldmann, München, 2002

8) *Joey Kelly. No Limits*, ISBN 3328009299

9) in Gabriel Cousens: Bewusst Essen 2, *Harmonie und Gesundheit mit vegetarischer Ernährung*, Edition Sternenprinz im Nietsch Verlag, Freiburg, 1998

10) Dr. Max Gerson: *Eine Krebstherapie. 50 geheilte Fälle*, Waldthausen im Natura Viva Verlag, Weil der Stadt, 2. Auflage, 2002

11) Dr. Kirstine Nolfi: *Meine Erfahrungen mit Rohkost*, Medizinalpolitischer Verlag, Hilchenbach/Westfalen, 1972

12) Artikel: *Der 100 Milliarden Euro Skandal* von Dr. med. H.C. Scheiner im Magazin „Matrix 3000", Band 14, März/April 2003, Sn. 1418)

13) Artikel: *Die Psyche beim Marathon 4 Etappen bis zum Ziel* von Dr. A. Marlovits und K. Heinen im Magazin „aktiv Laufen", Ausgabe 1/2002, S.23

14) www.barbarasimonsohn.de

15) Are Waerland, Hauptwerk I: *Befreiung aus dem Hexenkessel der Krankheiten*, Humata, Bern, 6. Auflage

16) Joschka Fischer: *Mein langer Lauf zu mir selbst,* Kiepenheuer & Witsch, Köln, 1999

17) Prof. Dr. phil. Ulrich Bartmann: *Laufen und Joggen*, Georg Thieme Verlag, Stuttgart, 1991/1993

18) Jörg Schmitt-Kilian: *Vom Junkie zum Ironman*, Kreuz Verlag, 2000

19) DER SPIEGEL, Nr. 43/20.10.2003, S.196

20) Broschüre: *Gesundheits-Forum / Hunzaland das Tal der ewigen Jugend* von Dr. Holger Metz in der Dr. Metz KG, Postfach 1446, 65764 Kelkheim

21) Magazin *ZeitenSchrift*, 6x jährlich, Büro Deutschland:
Postfach 76, 78441 Konstanz, www.zeitenschrift.com

22) Rainer Lange: *Meditation. Der Weg zur Mitte*, Arche Noah Verlag, OsterSchnatebüll, 2002

23) Andrew Cohen: *Himmel und Erde umarmen*, Verlag Neue Erde, Saarbrücken, 2000

24) DER SPIEGEL, Nr. 30/2002

25) Günter Scheich, Klaus Waller: *Positives Denken macht krank. Vom Schwindel mit gefährlichen Erfolgsversprechen*, Eichborn, Frankfurt, 2001

26) Frankfurter Neue Presse, 17.12.2002

27) David Wolfe: *Die Sonnen-Diät*, Goldmann, München, 2001

28) Prof. Arnold Ehret: *Die schleimfreie Heilkost*, Waldthausen Verlag, Ritterhude, 4. Auflage, 1990

29) Helmut Wandmaker: *Willst Du gesund sein? Vergiß den Kochtopf!*, Waldthausen Verlag, Ritterhude, 6. Auflage, 1991

30) Viktoras Kulvinskas: *Leben und Überleben - Kursbuch ins 21. Jahrhundert*, Hirthammer Verlag, München, 8. Auflage, 2001

31) Helmut Wandmaker: *Rohkost statt Feuerkost. Wahre Gesundheit durch natürliche Nahrung*, Goldmann, München, 1996

32) Peter Singer: *Henry Spira und die Tierrechtsbewegung*, Erlangen, 2001 (Rezension von Thorsten Ullrich unter www.animalrights.de)

33) Tom H. Smith/Armin Risi, *Das kosmische Erbe*, Govinda, Neuhausen/Schweiz, 2001

34) Arshavir ter Hovannessian (Aterhov): *Rohkost. Unsere natürliche Nahrung*, Hrsg.: Forschungsinstitut der HumboldtUniversität Berlin, zu beziehen über: Wort&Bild, Postfach 1116, 28870 Oldenburg

35) Gregor Wilz: *Vegetarische Rohkost. Leben aus der Fülle der Natur,* Hans Nietsch Verlag, Freiburg, 2002

36) Harvey und Marilyn Diamond: *Fit für's Leben/Fit für's Leben 2*, Goldmann, München, o.J.

37) Rainer Lange: *Vegetarier braucht die Welt*, Arche Noah Verlag, OsterSchnatebüll, 2001

38) Magazin: *natürlich vegetarisch*, 6 mal jährlich, Organ des „Vegetarier Bund Deutschlands" („vebu" siehe unter Adressen)

39) Magazin: *Freiheit für Tiere*, 4mal jährlich, Verlag Das Brennglas, Röttbacher Str. 81, 97892 Kreuzwertheim

40) Sebastian Stranz: *Gesund sein bis ins hohe Alter*, Ulmer Verlag, Tuningen, 1999

41) Are Waerland: *Die große Lebensharmonie*, Humata Verlag, Bern, 3. Auflage

42) Broschüre: *Warum ich weder Fleisch, Fisch noch Ei esse* von Are Waerland, Humata Verlag, Bern

43) Are Waerland: *Der Schlüssel zur Gesundheit liegt im Darm*, Humata Verlag, Bern, 11. Auflage

44) Broschüre: *Wie ernähre ich mich richtig im Säuren-Basen-Gleichgewicht,* Hedy Bircher-Rey, Humata Verlag, Bern, 9. Auflage

45) Walter Münster: *Milch und Milchprodukte*, Fulda, 1980 (vergriffen)

46) Zeitschrift: *Zeitenwende*, Organ der Tierschutzpartei, 4. Jahrgang, Nr. 9, Sn.18/19, Leserbrief Angelika Grässle

47) Dr. Georg Meinecke: *Der Königsweg zu Gesundheit und hohem Alter,* Book on Demand GmbH, Norderstedt, 2002

48) Broschüre: *Vegetarismus/Veganismus als Bestandteil des Christentums* von Carsten Strehlow, Berlin, 2000, zu beziehen über den Autor: Jungfernstieg 25, 12207 Berlin, siehe auch die Schriften von Carl Anders Skriver, zu beziehen über Skriver-Verlag, Lindenhof, 78532 TuttlingenMöhringen, Tel.: 07462/6259

49) Zeitschrift: *Wandmaker aktuell*, Organ der „Natürlichen Lebensweise“ Deutschlands (siehe unter Adressen), 6mal jährlich, Leserbrief von Rita Riegelmann, in Heft 20, März/April 2003, Sn.31/32

50) Peter Jentschura/Josef Lohkämper: *Gesundheit durch Entschlackung,* Gesundheitsverlag Peter Jentschura, Münster, 5. Auflage, 2000, Kapitel „Warum verliert der Mensch Kopfhaar?“ und „Warum bekommen nur Frauen CELLULITE?“

51) Urs Hochstrasser: *Rohkost die lebendige Nahrung. Ein Leitfaden mit 136 Rezepten*, Verlag Bewusstes Dasein, Zürich, 4. Auflage 1997

52) Norman W. Walker: *Frische Frucht und Gemüse säfte*, Waldthausen im Natura Viva Verlag, Weil der Stadt, 9. Auflage, 2001

53) Reiner Schmid: *Weizengrassaft. Medizin für ein neues Zeitalter,* Verlag Ernährung und Gesundheit, Inning am Ammersee, 6. Auflage, 2001

54) Dr. Ronald Klatz, Dr. Robert Goldman: *Stopping the Clock. Oder: Wie man die Zeit anhält*, Vier Flamingos, Rheine, 1999

55) Christian Opitz, *Ernährung für Mensch und Erde. Grundlage einer neuen Ethik des Essens*, Nietsch Verlag, Freiburg, 5. Auflage 2000

56) Broschüre: *So geht's vegetarisch*, Vegetarier Bund Deutschlands (siehe unter Adressen), Hannover, 2002

57) Stephan Petrowitsch: *Ist Rohkost gesund?*, bisher nur im Internet einsehbar: www.home.acity.de/robert.regler/petrobuch.htm 101k

58) Reshad Feild: *Ich ging den Weg des Derwisch*, Rowohlt TB, Reinbek, 1997

59) Ebba Waerland: *Die Waerland-Therapie und ihre Erfolge*, Humata, Bern, 13. Auflage

60) www.pflegestudium.de/idw 3htm., Ulm, 2001

61) Jasmuheen: *Lichtnahrung. Die Nahrungsquelle für das kommende Jahrtausend*, Koha-Verlag, Burgrain, 7. Auflage, 2002

62) *Erkenne und heile dich selbst durch die Kraft des Geistes,* Offenbarungsschrift 1981, Verlag DAS WORT GmbH, Max-Braun-Str. 2, 97828 Marktheidenfeld

63) Frankfurter Neue Presse, 04.12.2002

Für die Bibelzitate wurde eine Ausgabe „nach der Übersetzung Martin Luthers“ verwendet.